与疾病共舞

听医生讲述神经外科那些事

蒋永孝 口述　林进修 撰文

U0397481

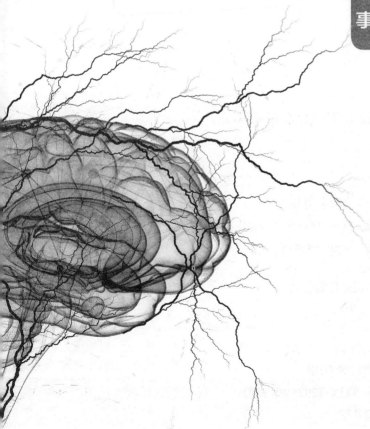

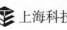 上海科技教育出版社

图书在版编目(CIP)数据

与疾病共舞:听医生讲述神经外科那些事/蒋永孝口述;林进修撰文. —上海:上海科技教育出版社, 2020.7

ISBN 978-7-5428-7292-0

Ⅰ.①与… Ⅱ.①蒋… ②林… Ⅲ.①神经外科学—病案 Ⅳ.①R651

中国版本图书馆CIP数据核字(2020)第102314号

本书中文简体字版由联经出版事业公司授权出版,原著作名《神经不神经》

责任编辑 陈雅璐
封面设计 杨 静

与疾病共舞:听医生讲述神经外科那些事
蒋永孝 口述
林进修 撰文

出版发行 上海科技教育出版社有限公司
(上海市柳州路218号 邮政编码200235)

网 址	www.sste.com www.ewen.co
经 销	各地新华书店
印 刷	常熟市华顺印刷有限公司
开 本	720×1000 1/16
印 张	7.75
版 次	2020年7月第1版
印 次	2020年7月第1次印刷
书 号	ISBN 978-7-5428-7292-0/R·472
图 字	09-2018-1289号
定 价	30.00元

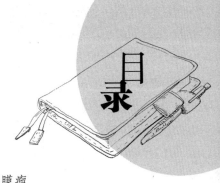

目录

推荐序

认知与考验 ◎邹传恺

真正的医者 ◎李祖德

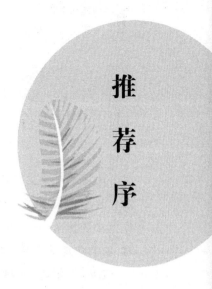

认知与考验 / 邹传恺

人类的神经系统包括大脑、脊椎及其周边神经，这些组织结构主宰了人们日常生活的律动，以及应对外界环境的冲击，一旦有了病变或损伤，就可能发生不同程度的功能障碍，影响到人的意识、行动与感觉，甚至维生功能无法延续，而需仰赖外力扶持。

本书所提到的案例，虽不能概括各类病因，但足以印证不同的病因，诸如损伤、肿瘤、先天器质异常、老年退行性改变等，迟早会侵蚀人的生理功能或生命。有感于神经疾患发生时的表征是随病情进展阶段而迥异，因此常增加临床诊断的困难，一般而言，早期得到正确的诊断，治疗效果就好，可是对于神经外科医师来说，这极具挑战性，也考验其学养、技能和经验。

基于对神经疾病的及早正确诊断和治疗效益期盼，本人在此特别推崇蒋永孝医师。他于1983~2007年在"三军"总医院接受完整神经外科学训练，后担任神经外科部主任，表现杰出，获聘于台北医学大学附设医院服务，本人当初有幸与其共事，得以在临床方面相互切磋，获益匪浅。

蒋医师学养丰富、技精术粹，为人沉着稳健，对待患者热心负责，深受病患敬爱与信赖，历年来经其仁心仁术诊治痊愈的病患颇众。本书案例仅系部分神经症状比较复杂、最终有幸接受蒋医师诊治得愈者，诚属良医良相、功同再造，特此为序。

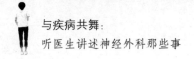

真正的医者 / 李祖德

认识蒋永孝主任已有多年，从早年在"三军"总医院服务，到近年转换跑道来台北医学大学体系继续付出心力，他一路走来始终如一，既是医术精良、视病犹亲的医者，也是国际知名的脑神经医学专家，他那有如阳光般灿烂的笑容，给予病患及家属坚定的信任。

2018年初春，他把行医近30年的宝贵经验化为文字，透过一篇篇精彩故事，完整呈现他一路陪伴病患走过病痛折磨的点点滴滴，有伤痛，有泪水，也有欢笑，更多的是相知相惜。这本《与疾病共舞：听医生讲述神经外科那些事》值得你我一看再看，从中体会如亲人般紧密的医患关系，为这个逐渐冰冷疏离的社会注入一股暖流。

早年医疗不发达，医疗信息更不普及，很多人对疾病不够了解，且常有错误认知。其中又以神经外科相关疾病最为明显，以讹传讹下，一旦被诊断出脊椎或脑部出现病变而需要手术治疗，患者总是退避三舍，普遍认为风险太大，万一不小心伤到周边神经，恐会瘫痪一辈子。时至今日，就算医疗技术已大为精进，这种因错误认知而衍生的恐惧感依旧存在，延误病情的憾事还是一再重演。

看多了这种悲惨结局，蒋永孝主任决定挺身而出，以他的专业及多年临床经验为经，他和病患之间的互动为纬，娓娓道出18位病患的故事。无非想告诉更多的人，疾病并不可怕，可怕的是不愿面对疾病的鸵鸟心态，以及因此造成难以挽回的后果。

这些被写入本书的患者，有的罹患脑膜瘤，有的因车祸导致颅脑损伤，有的饱受垂体瘤之苦，有的突然被诊断出恶性脑胶质瘤，有的则是先天脑性麻痹，或是跳水不慎导致颈椎外伤而出现肢体瘫痪，他们个个都有一段不为人知的过往，也走过辛酸岁月，但他们没有放弃自己，最终挥别疾病阴霾，走出生命幽谷，重新找到属于自己的未来。

本书是蒋永孝主任的第一本书，字里行间流露着他温文敦厚的个性，以及他对病患无微不至的呵护。他是一位神经外科医师，更是位真正的医者。

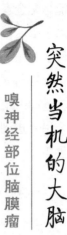

她看女儿走近取款机，试了老半天，怎么也取不出钱来。走近一看，才知道女儿已退化到不知道如何使用银行卡取款的程度，一个人眼神呆滞地站在 ATM 取款机前，相当无助。

随着科技发展，医学影像检查越来越精细，计算机断层扫描（CT）、磁共振成像（MRI）很容易就能发现脑部和脊椎神经是否出现病变，是否需要手术治疗。

然而，动了外科手术后，部分患者并未如愿痊愈，还是有些功能障碍存在，比如走路不稳等，可能还要再做 X 线或做 MRI 检查，通常会发现脊椎神经也有问题。

脊椎和牙齿一样，都会随着年龄增长而逐渐退化，这是人体老化的自然现象，除了服药或康复等治疗外，患者有时也需要接受手术治疗。

同样的，就算顺利完成脊椎手术，有些患者症状还是未见改善，经进一步脑部 MRI 检查，这才发现除了脊椎之外，脑部可能也有异常病变。

这些神经症状的成因，可能是脑瘤，可能是糖尿病造成的周边神经病变，

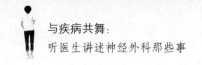

可能是帕金森病等退化性疾病，也可能是接受胃绕道、胃束带等减肥手术导致铜离子浓度不足而引起的症状，或者是感染结核菌、疱疹病毒等所引起的神经障碍。

有些神经症状被归类为神经退化性问题，而忽略了其他可能性，造成"mismatch"（错配），无法对症治疗，问题还是继续存在，没能彻底解决。因此，每个患者进到诊室时，医师仔细聆听他们的故事，再从中找出病因，就变得相当重要。

◎ 受限健保　医师无暇细聆听

在美国，门诊收费200美元起，有些医院的门诊甚至收费1200美元，每次门诊只收5~10个患者。人少，问诊时间就长，医师可仔细聆听病患叙述发病经过及病情变化，也才能做出最正确而适当的诊断。

反观中国台湾，自从施行全民健保以来，受总额预算限制，门诊收费不到美国的十分之一，基于营运绩效及成本考虑，门诊挂号几乎不设限，医师一次门诊看五六十个患者是常态，有些所谓的"名医"甚至看到上百名病患，每个病患能分到的就诊时间少得可怜，往往才谈几句话就结束了。

这种挂号时间长、候诊时间长、领药时间长、看诊时间短及患者为之气短的"三长两短"医疗现象，随着健保财务状况逐年吃紧而越加严重，民众就医质量当然每况愈下。

身为一名神经外科医师，台北医学大学附设医院神经外科主任蒋永孝非常清楚正确诊断的重要性，一个误诊，健康可能就此受创。就因为深深认识到：站在健康之前，身为医者背负着无可回避的责任，他总要求自己静下心来，耐心聆听病患的讲述，再从聆听过程中了解对方的病情，做出正确诊断。

曾任职某知名外商公司的陈秀惠，就因看诊医师没有仔细聆听她的痛苦呐喊，有过一段刻骨铭心的惨痛过往。

2015年初夏季节，陈秀惠的健康突然出现问题。从辗转各医疗院所寻找病因，到重拾健康再度站起来，她走过了这辈子最艰难也最难忘的一年。

四十几岁的陈秀惠一头利落短发，一看就是个精明干练的职场女性，多年来在知名外商公司担任应用软件设计师及项目经理，常率领团队和各大银行接洽，经过一次次的访谈，深入了解这些重要客户的需求，接着写出分析文件，再由专业工程团队开发存款、放款等计算机应用软件,表现相当亮眼。

就在她前途似锦、意气风发之际,一场突如其来的健康风暴,却让她重重摔了一跤,人生瞬间从绚烂变灰暗。

◎ 作息颠倒 人变懒散丢工作

那是发生在2015年夏天的事。向来早上7点多准时起床的她,一连几天都睡到中午才醒来,陈妈妈觉得她怪怪的,开始留意她的日常作息。

连续观察几天,她发现宝贝女儿晚上不是不睡,就是睡不好,常昏睡到隔天中午才勉强起床,确实有点不太对劲。

那一阵子,陈秀惠晚上常睡不着,就算好不容易睡着了,也睡不好,于是就拼命吃东西,导致体重直线上升,看得妈妈心疼极了,陪她到医院做全身健康检查,但除了三酰甘油及血糖值偏高外,其他检查指标都正常,妈妈只好自我安慰是自己多虑了,一切都只是女儿工作太过劳累所致。

回想起那些日夜颠倒的日子,陈秀惠有着无限感伤。她说,刚开始只是睡太晚而无法准时上班,慢慢地开始发懒,不接电话,也不想和同事互动,就算是分内该做的事也不想做,原本主管眼中勤奋的她,突然变得意兴阑珊,完全变了一个人。不久,她就丢了工作。

突然"被辞职",已够让她伤心了,接下来身体不断出现状况,更让她的心情荡到谷底。

有天晚上,他们全家外出用餐,吃完饭从餐厅出来,明明人行道非常平整,也没任何障碍物,她却突然腿软,整个人往前扑倒,裤管磨破一个大洞,膝盖也破皮流血,痛得她瞬间飙泪。

另一次意外发生在2016年端午节前夕,她正要从厨房走回房间,也是莫名其妙摔倒,把妈妈打算用来包粽子的一整盘咸蛋黄压烂。还好有那盘咸蛋黄当缓冲,她才没受伤,不过也把全家人吓坏了。

陈妈妈回忆,那阵子陈秀惠几乎整天把自己关在房间里,不是昏睡,就是发懒、发呆,不整理房间,更懒得洗澡,浑身散发出异味,陈妈妈常气得大吼大叫,强迫她进浴室梳洗。

"有异味吗?""我闻不到呀!"每次被逼急了,陈秀惠就大声吼回去。

她并没有说谎,因为她的嗅觉已在不知不觉中丧失了,闻不到花香,当然

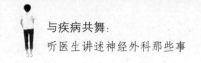
也闻不到久未洗澡所散发出来的阵阵异味。

◎ 四处求医　诊断却是抑郁症

伤心之余,陈妈妈赶紧带她四处就医,离家不远的精神科诊所就成了首选。精神科医师初步判断是轻度抑郁症,开出百忧解(氟西汀)和安眠药,要陈秀惠按时服用。初期效果还好,不久后症状依旧,只好另找心理医师做心理咨询。

听完陈妈妈巨细靡遗的陈述,心理医师心中多少有个谱,劝她不要再动不动就怒骂女儿,凡事好言相劝,不要再刺激她了。

尽管再三告诫自己一定要把情绪控制好,但陈妈妈只要一看到女儿成天关在房里睡大觉,不洗澡又不爱打理门面,把自己搞得超级邋遢,一股无名火就上来,硬拖着她再去看了神经内科医师,也做了脑电图检查。

"看起来就是一副爱睡的样子。"一周后回诊,那位医师说,"没什么问题,还好啦!"并建议她不妨去精神科看看。

接下来那几天刚好台风来袭,预先挂好号的精神科停诊,母女俩待在家里,什么事也不能做,可把陈妈妈急坏了。

望着窗外急风骤雨,又看看女儿无精打采的模样,陈妈妈决定冒险出门,拉着女儿就往附近一家标榜专治睡眠障碍的精神科诊所走去,却遭到女儿的强力抗拒。

陈秀惠自认为没事,说什么也不肯就医,陈妈妈只好借口要到外面吃饭,顺便散散步,把她半哄半骗地拉出门,再趁机绕进那家精神科诊所。

一进诊室,陈妈妈就如连珠炮般把女儿的症状说了一遍,比如她嗜睡、她每天睡到天荒地老起不来、她成天发懒不爱动等。

"她是抑郁症。"不等陈妈妈说完,那位精神科医师就冷冷抛下一句,随即还是开了百忧解及安眠药,要陈秀惠回家按时服用。

虽已时隔一年多,陈妈妈一提起那位口气不佳且非常不耐烦的精神科医师,还是气愤难平:"就是看个诊嘛,有什么好凶的!"

回到家,陈秀惠说什么也不肯吃药,陈妈妈越想越不对劲,赶紧再找另一家精神科诊所,但这次她学乖了,一个人出门,以自己的名义挂号,再把宝贝女儿近来的状况说了一遍。

想也知道,这种代别人就医的看诊模式,医师当然不会接受,但也不好说什么,只是客气地要她回家好好劝女儿到医院就诊,并再三提醒她:"别再动不动就骂女儿了。"

也许受到启发,陈妈妈回家后,果然耐着性子鼓励女儿到医院就诊。不晓得是轻声细语的策略奏效,还是死缠烂打的磨功发威,反正陈秀惠最后终于点头答应,愿意继续就医。

◎ 病情恶化　银行卡竟不会用

2016年7月,诊所里的心理师评估陈秀惠已恢复到轻度抑郁症的程度,只要按时服药,半年就会好转,听得陈妈妈放心不少。

但好景不长,才过了一个月,陈秀惠的状况就明显退步,连精神科医师都觉得奇怪。那一阵子,她手脚会抖,站也站不稳,往往要先靠着墙壁休息一下,等状况稍好后,才能继续往前走。

刚开始,陈妈妈认为女儿可能是做了太多心理测试,累了倦了,所以才会手抖脚抖,于是只带她到附近的精神科诊所接受治疗。尽管如此,陈秀惠却未见好转,状况越来越差。

有天母女一起出门,她看女儿走近取款机,试了老半天,怎么也取不出钱来。走近一看,才知道女儿已退化到不知道如何使用银行卡取款的程度,一个人眼神呆滞地站在ATM机前,相当无助。

陈妈妈当下红了眼眶,心疼极了。经历那次事件后,她建议陈秀惠把存折交给她,以后有需要时也好帮忙取款,但宝贝女儿翻箱倒柜,整个房间找了好几遍,就是记不得存折放在哪里。

再度带着陈秀惠回精神科诊所就医,医师听了陈妈妈的描述后,也觉得不对劲,建议她不妨改去大医院神经内科门诊,但却始终挂不上号,只好转到台北市立联合医院就诊,而那已是2016年8月的事了。

第一次到市立医院神经内科就诊,医师要陈秀惠在诊室来回走几次。

"还好啊!"医师看她走路并没有不稳的现象,直觉没什么大问题。

"你知道旁边这个人是谁吗?"

"我妈妈呀!"

"现在几点?"

"下午5点。"

她才说完，神经内科医师眉头皱了一下，因为那时才下午3点多而已。

陈妈妈马上补充说明，女儿现在手机、电视遥控器都不会用了，就连以前频繁使用、熟到不能再熟的计算机，也操作不来。

"我看她可能是脑袋关机了。"医师半开玩笑地说，建议她去找精神科医师仔细检查一下。

陈妈妈一听吓坏了，她们在精神科绕了好大一圈，才转到神经内科求诊，如今又要走回头路，简直晴天霹雳。

"要不这样好了，我安排做一次计算机断层扫描检查。"那位神经内科医师见状，立即安排当天做影像学检查，一周后看报告。

◎ 奇怪症状　全因脑部大肿瘤

隔周她们准时回诊，神经内科医师指着计算机屏幕上的医学影像说，陈秀惠脑部长了一颗很大的肿瘤，压迫到周边神经，嗜睡、记忆力减退、走路不稳、不爱洗澡等奇奇怪怪的症状才会一个个冒出来。

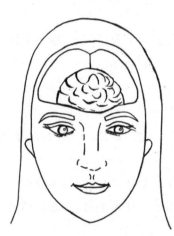

陈秀惠脑瘤示意图

才听完，陈妈妈"轰"一声，脑袋突然一片空白，根本不晓得该怎么办。陈秀惠则没什么感觉，因为那时候的她记忆力很差，完全记不得当时发生什么事。

医师当下建议改挂神经外科医师的门诊号，要陈妈妈马上到楼下柜台帮女儿办好住院手续，等候手术。

脑部动刀可是件大事，陈妈妈不敢大意，决定先和亲朋好友商量再说，婉拒市立医院那位神经内科医师的好意。

回家后，她立即打电话请教一位医学界人脉丰沛的朋友，对方建议她可带陈秀惠到台北荣民总医院、台湾大学医学院附设医院或台北医学大学附设医院动刀，后来她选择离家较近的北医附院。

拿定主意后，她立即行动，但陈秀惠回家就倒头大睡，叫也叫不醒，陈妈妈只好独自搭出租车到北医附院挂号。

她笑说,自己第一次进北医附院,也不明白该挂哪位医师的号,就问挂号处工作人员:神经外科主任是谁? 就这样挂了蒋永孝医师的门诊号。

8月底的某个晚上,陪着陈秀惠走进诊室,一看到穿着白袍、坐在计算机前的蒋永孝,陈妈妈直觉找对人了。"这种感觉很奇妙,就像是人与人之间的缘分,投缘就是投缘,很难用文字形容。"

陈妈妈带来一张从市立医院申请到的病历光盘片,蒋永孝在计算机屏幕上仔细看了一下,判定是脑膜瘤,和市立医院神经科医师的诊断一致,随即分析可以实行的治疗模式及风险,并询问她们的选择。陈妈妈当下表明,她完全信任蒋永孝的医疗专业,全权交由他决定。

确定实行手术治疗后,蒋永孝马上开住院单,请她们到一楼柜台办理手续,那时已是晚上10点多了。由于当天已无空床,柜台工作人员要她们先回家休息,隔天再打电话询问有无床位。

隔天打电话确定有床位,陈妈妈立即带陈秀惠搭出租车赶到北医附院,先接受一连串检查,下午才住进病房,手术安排在住院后的第四天。

住院医师告诉她们,手术时间大约6个小时,但陈秀惠下午3点被推进手术室,直到半夜12点多才被推出来,比预期时间多了3个小时。

◎ 术后失眠　大脑修复好现象

"当我的意识慢慢恢复,发现自己竟然被绑在病床上,愤怒极了。"陈秀惠至今仍清楚记得那天的心情。

陈妈妈也被她突如其来的情绪反应给吓坏了,连忙解释那是蒋永孝主任在她的颅内装了管子,引流脑部持续渗出的组织液,担心她因躁动去拉扯引流管而导致危险,才暂时约束她的肢体。

陈秀惠根本听不进这些解释,转而要求看护把绑在手脚上的绳子解开,却被陈妈妈制止:"除非医师同意,否则不准解开。"

不知是从哪里来的力气,陈秀惠根本不理会妈妈的警告,竟用牙齿把绳子松开,但随即又被绑上,气得她又哭又叫。

看着女儿生猛有力的情绪反应,陈妈妈其实是满心欢喜的,毕竟陈秀惠前些日子状况持续恶化,毫无活力可言;反观术后她变得很有活力,不再嗜睡,白天晚上都睡不着,甚至连续三天都没合眼。

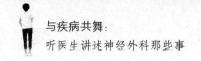
悲喜交加之余，陈妈妈看了女儿一眼，好舍不得，询问蒋永孝医师可否开安眠药给陈秀惠服用，却碰了软钉子。

蒋永孝强调，睡不着及躁动代表脑部一直在运作、修复，因此再三叮咛不可让陈秀惠吃安眠药，只要撑过那段脑部修复的黄金时间就好。

大脑手术通常要休息两周才能出院，陈秀惠却只在病床上待了8天就回家了，可见恢复状况相当不错。

◎ 恢复良好　只剩嗅觉有缺陷

除了睡眠习惯改变外，陈秀惠的大脑功能也逐渐恢复，慢慢回想起该如何操作计算机及手机，生活自理能力明显改善，不再忘了洗澡，也不再整天蓬头垢面，正常多了。一个月后，陈秀惠准时回诊，问了蒋永孝很多问题，"我是不是好了？""我现在还有问题吗？"

"你都能问这么多的问题了，"蒋永孝半开玩笑地回答，"代表你的大脑已恢复得差不多，当然没什么问题啦。"

如果真要挑毛病，那就是她的嗅觉神经被肿瘤压迫太久，功能已丧失大半，下半辈子也许再也没办法细细分辨出花草的香味，徒留遗憾。

至于重回职场呢？蒋永孝认为她的恢复情况相当好，工作能力没问题，随时可回到热爱的职场，发光发热。

即便如此，可能是不再年轻，也可能是离开工作已好长一段时间，重回职场之路走得辛苦，但陈秀惠并不以为意。可以再回职场打拼，当然再好不过，如果事与愿违，她也能坦然接受，毕竟能重新捡回一条命，已是上天的最大恩宠，她无怨无悔，别无所求。

◎ 未仔细聆听　延误病因发现

回顾陈秀惠曲折的就医经历，若医师能多花点时间，仔细聆听陈秀惠的发病过程，也许就能早一点找出病因。就算当时陈妈妈认定她罹患了神经症，并带她去精神科诊所就诊，有经验的精神科医师应会怀疑她可能罹患神经认知功能异常，也就是脑器质性病变，那是大脑结构出问题产生的精神症状。

一般精神疾病，大脑的组织结构没有异常，而是大脑里神经传导物质的量发生了改变，因而产生症状。医师可透过原始神经反射检查、手掌反射检查这两种常见的检查方式,判定是否罹患了脑器质性病变。

原始神经反射检查之一是敲打"人中"这个部位,敲打时正常人的嘴唇不会有收缩的动作反应,反观脑器质性病变患者则会。蒋永孝解释,"人中"位于鼻子与上嘴唇之间,婴幼儿的大脑额叶发育尚未完整,敲打这个部位时,嘴唇会出现类似吸奶嘴的动作;长大成人后,大脑额叶发育完成,就不会有类似反应。

敲打人中时,如果还会出现类似吸奶嘴的动作,就意味脑部完整性出现破坏,很可能已罹患了脑器质性病变。

手掌反射检查则是用手指轻抚掌心,婴幼儿的大脑额叶发育尚未完全成熟,手掌心在受到轻抚时,手指头会不自觉地收缩起来。长大成人后,就算再怎么轻抚手掌心,手指都不会有收缩反应。

检查时,如果手指会有不自主的收缩反应,就代表脑部结构出了问题,也应高度怀疑罹患脑器质性病变,进而转诊到神经内科或神经外科做更详细的检查,包括计算机断层扫描(CT)或磁共振成像(MRI)。

◎ 脑肿瘤超过5厘米　恐致命危

蒋永孝记得,陈秀惠初次走进他的诊室时,穿着打扮只能以"邋遢"两字形容,加上表情呆滞、行为活动能力差,一看就知道有问题。那次门诊,她不太讲话,几乎都由陪同的陈妈妈代答。

眼看情况不太对劲,他立即安排做脑血管造影检查,再搭配她先前在市立医院做的计算机断层扫描检查,确认在眼窝上方的前颅底长了一颗直径约6厘米大的肿瘤。

如果不在脑功能区附近,直径小于3厘米的慢速成长脑瘤,脑部还可容忍,不易出现症状。当脑瘤直径达3~5厘米时,会视侵犯区域而出现不同症状,比如长在运动神经区,会有肢体运动障碍;长在语言神经区,会影响说话功能;若长在视觉神经区,视力会出问题。一旦脑肿瘤直径超过5厘米,因脑压升高,症状加剧,甚至会危及生命。

蒋永孝分析,陈秀惠那颗脑肿瘤至少已存在超过10年,后来因并发脑水肿,从前额叶到枕叶,整个大脑几乎全都遭到侵犯,才会出现那么多的症状,若不立即处理,脑压太高会影响到脑部的血流,随时有致命危险。

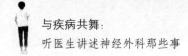

他执刀的开颅手术把那颗脑肿瘤顺利切除，术后脑压明显下降，脑水肿也一并解决，原本受损的脑功能逐渐恢复。术后回诊时，他眼中所看到的陈秀惠，就像一朵由枯萎再度绽放的花朵，生机盎然。

嗅神经部位脑膜瘤 Olfactory groove meningioma

一般长在鼻子与额叶之间，症状为嗅觉丧失、人格改变、记忆力变差、注意力无法集中与视力减退等。由于这个部位的脑膜瘤会影响到两侧额叶功能，常产生精神症状，类似精神疾病。这种肿瘤每年成长速度为1~2毫米，如果肿瘤还很小，一般没有临床症状，患者不妨定期追踪，一旦出现临床症状，就要考虑就医治疗及平时照顾。

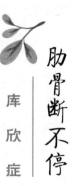

肋骨断不停

库欣症

那一阵子,蔡坤达可谓衰事连连,身体状况更是一天不如一天。"你很难想象,很多人一辈子也碰不到一两次的骨折,对我来说却是家常便饭。"他满脸哀怨地说,最近三四年来,光是肋骨骨折断裂,少说也有一二十次。

时节都已立秋了,天气却还任性地停留在夏天,骄阳似火。坐在广达计算机股份有限公司研发园区一楼迎客大厅的沙发上,旁人怎么也看不出眼前这位笑脸迎人的壮年男子,曾有过多次厌世自杀的念头。

提起那段不堪回首的往事,蔡坤达心情没有太大起伏,只轻轻摇头叹息,娓娓道出那些陈年往事,像在诉说寻常生活中的一些小事,已无悲喜。

蔡坤达是嘉义市人,家境不好,为了不增加家里的经济负担,就读龙华工专电子计算机工程科时,就过着半工半读的日子,曾在有线电视公司打工,在外架设电缆,也当过送货员,成天在外奔波,日子过得辛苦。

进入广达计算机公司工作后,没几年就被优退,蔡坤达只好到板桥市中正路开一家加盟火锅店,当起老板来,最后因房东猛涨房租,不得不结束营业。接下来,他曾到一家专做卫星导航系统的公司上班,做了3年,因缘际会下又

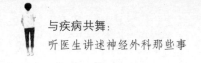

再度走进广达计算机公司的大门，担任系统整合测试专员。

◎ 莫名发胖　健康频出状况

来自乡下的蔡坤达长得相当粗勇，又喜欢打球、游泳、爬山、露营、骑自行车等户外活动，身体好得很。仔细回想，他怀疑在卫星导航系统公司的最后那几个月，身体就开始出现问题。那段时间，虽吃得不多，人却胖了不少，体重从70千克一路飙到近90千克，高血压、高血糖及水肿样样来，脚肿到连鞋子都穿不下。

到医院就诊时，肾脏科医师也没多说什么，直接做腹部超声波检查，结果发现肾脏里有些大大小小的结石，随即安排震波碎石治疗。让他觉得奇怪的是，肾脏结石每半年就长出一些，烦都烦死了。

除了结石，他的肚皮长了一圈俗称"皮蛇"的带状疱疹，痛得不得了。大约同一时间，腹部、大腿内侧及后背等部位出现一些紫黑色如闪电般的纹路，模样相当吓人。他以为是带状疱疹造成的，但带状疱疹治愈了，那些可怕的条纹还在，害得他不敢打赤膊，不敢去健身房，更别说去游泳。

"一下水，恐怕整个游泳池的人都会马上跳出来。"蔡坤达满脸苦笑，他身上那一大片紫黑色纹路，自己看了都怕，别人看了不被吓到才怪。

不晓得是不是因为太胖了，那阵子他总觉得浑身无力，根本提不起劲做事，就算勉强工作，也维持不了多久。

朋友看他那副模样，都说不正常，建议他去看皮肤科医师。到了诊室，皮肤科医师看了看，认为可能是肥胖造成的肥胖纹，也可能是带状疱疹引起的毛病，开给他皮肤用药及带状疱疹治疗药物，但连续治疗一段时间，一点效果也没有。

那一阵子，蔡坤达可谓衰事连连，身体状况更是一天不如一天。"你很难想象，很多人一辈子也碰不到一二次的骨折，对我来说却是家常便饭。"他满脸哀怨地说，最近三四年来，光是肋骨骨折断裂，少说也有一二十次。

有没有搞错?! 一二十次?

"没错。就是那么多次!"他十分笃定地说。

◎ 肋骨常断　医师束手无策

每次肋骨断了,他总痛得死去活来,跑去看骨科,但医师确诊后大都认为情况不太严重,只要休息一段时间,断裂的肋骨就会自然愈合,不需要积极治疗,多半开给他止痛药及肌肉松弛剂,就把他打发了。

有几次实在痛到受不了,他干脆死马当活马医,改到中医诊所推拿,但往往适得其反,越推越痛,且疼痛的范围也更加扩大,只好自认倒霉,摸摸鼻子算了。

那种从胸部传来的阵阵剧痛,一次就叫人受不了,他却三天两头就经历一次,有时甚至痛到睡不着觉,只好起床,找个稍微舒服一点的姿势坐着或靠着,熬过漫漫长夜,等待天明。

有一次,朋友介绍新庄有个不错的骨科诊所,他立即跑去就诊。那位骨科医师指着X线片子上密密麻麻的结点,不禁惊呼:"天哪! 你的肋骨怎么断了那么多次?"

每个结点,都是一次骨折的印记,有些结点甚至是旧痕加新痕,是重复骨折的位置,不难想像蔡坤达饱受骨折的痛苦程度。

那位骨科医师把X线片子看了再看,搔搔头,直说奇怪,但也不晓得到底发生什么事,除了一样开止痛药及肌肉松弛剂给他之外,还提醒他多留意点,是不是长了"坏东西",把他吓得半死。

走出诊所,一股恐惧感突然直冲脑门,蔡坤达第一次有生不如死的感觉,甚至浮起轻生的念头。

虽已经过了好几年,如今每次回想起来,他还是觉得心痛。那些年,他饱受肋骨骨折疼痛之苦,真想辞掉工作,但一想到有老婆孩子要养,又有房贷要缴,只能一次又一次地把泪水往肚里吞,咬牙忍下去。

朋友笑他,一般人的肋骨只要断个一两根,就痛得没办法走路,更不敢用力呼吸,而他却动不动就肋骨断,有时甚至左边断、右边也断,两侧肋骨接连断掉,却还继续工作,不休息,真是太能忍了,"就像个精神病患者"。

他知道这些朋友并无恶意,只是用另一种方式关心他罢了,但听多了,心情还是会受影响,觉得人生根本就是黑白的,不见彩色。

他唯一能做的,就是每天上班下班,过着如行尸走肉般的日子。胸口传来

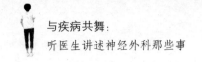
肋骨断裂引发的剧痛，就吃止痛药，让身体暂时摆脱疼痛的折磨。

◎ 忍痛工作　止痛药当饭吃

止痛药吃多了对身体不好，这点蔡坤达非常清楚，但肋骨一断再断，常痛得他食不下咽，夜不能寐，根本管不了处方上载明几个小时才吃一颗的规定，只要一痛起来就吃，曾一天吃掉一整盒止痛药，虽很夸张，却也无可奈何。

痛归痛，该上的班还是得上，只能边忍着痛边工作。如果真的痛到受不了，就吃颗止痛药，再趁着药效发挥时多做点事，一天撑过一天。

"我的骨头，就像泡沫塑料做的，相当脆弱。"曾有一次，睡到半夜，一个翻身"啵"一声，伴随而来的是一阵剧痛，蔡坤达就知道肋骨又断了。或许是太常碰到这种衰事，他把突然断裂而膨出来的肋骨硬压回去，吃颗止痛药后，继续睡觉。

肋骨断了又断，倒也罢了，有时连其他部位的骨头也来凑热闹，让他哭笑不得。他住在新北市泰山区，每天骑机车到龟山区的公司上班，一趟路程约15分钟，其实还算便利。有次找不到停车位，他只好东挪西挪，硬挤出一个小空位，没想到双手才抬起机车，背部就传来一阵剧痛，痛到他瞬间飙泪。

擦干眼泪，他立即到附近的医院挂急诊，X线检查找不出确实原因，急诊科医师说可能是深层肌肉拉伤，开了止痛药和肌肉松弛剂，要他回去休息。

那晚睡觉时，他痛到身体不断往前倾，既不能坐，也不能躺，相当痛苦。折腾了老半天，他终于累到睡着，可一翻身又被痛醒，只好吞下双倍的止痛药，勉强让身体舒服点。

隔天清晨，他痛到几乎无法起床，只能强忍着痛，出门去找一位朋友介绍的中医师。对方摸了又摸，皱起了眉头，直说怪怪的，接着又是整骨又是推拿的，搞了老半天才结束。回家后，他只觉得症状加剧，当天就完全不能动了。

情急之下，他打电话给那位中医师，对方也觉得不太对劲，介绍他去台北市一家医院就医。挂了电话，他立即上网挂号，到医院接受X线检查后，确诊是脊椎坍塌，那位医师随即安排开刀，在患部灌注骨水泥固定，隔天就出院。

那次手术顺利成功，他也回公司上班。不久后，他参加员工健康体检，验血检查呈现异常反应，他接受建议到邻近的医院复诊，挂了新陈代谢科的门诊。

◎ 抽血检查 发现库欣症

再次验血发现,皮质醇指标飙高,医师仔细聆听他的主诉,且又察觉他有水牛肩、月亮脸、水肿、皮肤纹路、骨质疏松及高血压等临床症状,怀疑罹患了库欣症,开单要他再做磁共振成像(MRI)来帮助确诊,但排队等着做影像学检查的人太多了,一排竟排到3个月后。

"我都快挂了,哪能再等3个月呀!"那时的蔡坤达身体很不舒服,既睡不着,也吃不下东西,整个人病恹恹的,体力很差。他心里明白,再不积极就医,他恐怕活不了多久。

他不想再这样等下去,上网挂北医新陈代谢科的门诊,医师也认为很可能就是库欣症,为求慎重起见,又安排抽血、X线及MRI等多项检查。MRI检查就排在两天后,确诊就是垂体瘤引起的库欣症,新陈代谢科医师直接将他转给神经外科主任蒋永孝接手处理。

蒋永孝检视影像学检查结果,建议蔡坤达要尽快住院开刀,因为那颗肿瘤已长得很大,晚一天处理,就多一分风险。

蔡坤达毫不犹豫,2016年底就住院开刀。他记得中午被推进手术房,那天晚上才被推出来,送到加护病房继续观察,算了一下,那台手术花了八九个小时。

被送到加护病房时,他整个人迷迷糊糊的,尚未清醒。据医护人员事后形容,他当天闹得很厉害,不肯吃药,一直吵着要下床,且执意要离开加护病房。由于他实在太磨人了,医护人员只好破例请他太太进加护病房陪伴,他的情绪才稳定下来。

事后回想起来,他也觉得不好意思。"我自认个性温和,不是那种会大吵大闹的人。"如果真要追究原因,他认为有可能平常止痛药吃太多了,因此再吃正常剂量的止痛药时,药效明显不足,才会出现反常行为。

◎ 脑部肿瘤 致内分泌异常

蒋永孝表示,蔡坤达的垂体长了一颗肿瘤,导致内分泌异常,大脑分泌太多促进皮质醇的促肾上腺皮质激素(ACTH),使得皮质醇长期飙高,才会出现月亮脸、水牛肩、肚子肥大、骨质疏松及紫斑等症状。

一般人体内的ACTH和皮质醇，每天有两波起伏，第一波高峰在上午9点左右，ACTH会促使皮质醇分泌，整个人就很有精神。到了下午，皮质醇分泌量少，逐渐没有精神，第二波随即在傍晚出现，ACTH再度促使皮质醇的分泌，傍晚才又会像一尾活龙。

蔡坤达的ACTH没有分两个波段上下起伏，全天都很高，一直分泌皮质醇，月亮脸、水牛肩、肚子肥大、高血压、高血糖、钙质流失、骨质疏松、肾结石及紫斑等症状才会一个个浮现，肋骨也才因为骨质疏松而断个不停。

皮质醇分泌量一直偏高，不是很有精神、很有活力吗？

"短期间内的确如此，但时间久了，就完全不是那么一回事。"蒋永孝解释，皮质醇就像汽油，分泌量越高，引擎的运转速度也越快，汽车虽可以飙得非常快，但时间一久，引擎因过度运作而缩缸，反而像头老牛一样，慢吞吞的，怎么跑也跑不快。

蔡坤达体内的皮质醇长期飙高，早已超出身体负荷，当然会整天觉得疲惫，提不起劲来。

手术切除垂体瘤，从加护病房转回普通病房后，他还是抱怨浑身无力。蒋永孝安慰他别心急，因为术后ACTH浓度不够，皮质醇分泌量也不足，当然会觉得全身无力，只要长期服用生理性皮质醇就可改善。

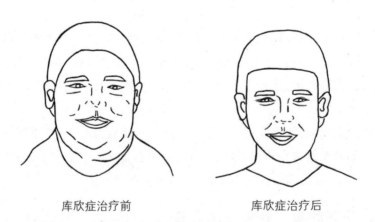

库欣症治疗前　　　　　　　库欣症治疗后

◎ 皮质醇　过与不及都危险

蒋永孝表示，皮质醇和甲状腺激素是人类两大活命的激素，过与不及对身体都不好，长期分泌不足，人会没有元气，严重时甚至会致死；如果长期分泌太多,就会像不停高速奔驰的汽车,迟早会报废。

按时口服生理性皮质醇后,蔡坤达很快就恢复体力,精神变好,肋骨不再骨折,从此人生从黑白变彩色。

他羞红着脸说:"以前睡觉时,每隔半个小时就因尿频而上厕所,总刻意睡得离老婆远一点,以免半夜吵醒她。如今,我可以天天抱着老婆,一觉到天亮。"言谈间,整个人又活过来了。

回顾以往,如果能及早警觉肋骨一再骨折所传递的讯息,就医接受彻底检查,是不是可以少受那么多苦?

"这不就是人生吗?"他乐观地说,遭受一次次肋骨骨折的折磨,也许就在等蒋永孝的出现。就是因为这些转折,他才最终得以获得救治,重新找回健康人生。

库欣症 Cushing's disease

库欣症是因垂体分泌过量促肾上腺皮质激素(ACTH),导致肾上腺素过度分泌皮质醇引发的问题,患者外观会出现明显变化,包括向心型肥胖(肚腩有赘肉但双臂与双腿较细)、满月脸(脸又圆又红)、水牛肩、肚皮有紫斑等,且常合并性欲降低、女性月经失调、肌肉无力及骨质疏松等症状,血压、血糖易升高且药物很难控制。可透过MRI检查、激素检测来确诊。治疗方式有外科手术、药物治疗及放射线治疗,必要时也可选择切除两侧肾上腺。

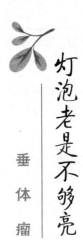

灯泡老是不够亮

垂体瘤

那一阵子她老是觉得家里太暗,直觉反应是灯泡坏了,动不动就叫先生去买回来换。这下好了,凶手是垂体瘤,灯泡是替罪羔羊的倒霉鬼一号,二号则是常被她呼来唤去的先生。

第一次和台北医学大学神经再生医学博士学位学程助理教授谢宜蓁见面,很难相信眼前这位长相清秀、思路清晰的女子,3年前经历过颅内手术。

"老实说,如果你不说,没人知道你曾动过那么大的手术。"这话说得实在,没有恭维或吹捧之意。

"从年轻开始,我就有泌乳素过高的问题。"谢宜蓁说,青春期过后,她的月经周期一直都相当紊乱,有时候七八十天才来一次,有时甚至长达一年也不见踪影。就算月经来了,经血量也非常少,让她不禁担心,自己恐怕已丧失了怀孕生子的能力。

◎ 泌乳激素高 从小经期乱

10年前,她开始看中医,试着通过传统医学来调养体质,但吃了一阵子中药后,可能是药性太补了,常莫名其妙就流鼻血,只好喊停。

中医行不通,她改看西医,并到台北市某家大型医院妇产科门诊就诊。仔细说明病史后,她随口探询是不是脑垂体出了问题。

那位妇产科医师明白告诉她,抽血检查并未发现泌乳素有高到影响脑的地步,应和垂体无关。他随即开列处方,要她回去按时服药。

说也奇怪,持续服用医师开的西药一阵子后,她的月经周期恢复正常,甚至还顺利怀孕生子。

只不过,生产过后,她的月经再也没有来过,但当时她刚拿到台北医学大学公共卫生博士学位,正打算到美国癌症治疗重镇希望城(City of Hope)当博士后研究员,忙到没时间去管月经周期是否正常,这个生理异常现象也就被她忽略了。

刚到美国,谢宜蓁发觉,只要待在比较暗的地方,像是做西方墨点实验在暗房压片时,放眼望去总是一片漆黑,什么也看不见,导致她无法独立完成实验,不得不仰赖他人协助。

对从事科学研究的她来说,这个打击非同小可,逼着她非得面对不可,才慢慢梳理近半年来生活中的点点滴滴,终于理出一些头绪来。

◎ 灯泡不够亮　眼前常昏暗

比如说,出境前某一天,她和先生手牵手去看电影,才走进有点昏暗的电影院,她就突然来个踉跄,差点跌个狗吃屎。

"你是怎么了?"伸手扶一把,她的先生不禁问了一句。

那阵子,她老觉得家里太暗了,一直吵着先生换灯泡。阅读论文数据时,某个角度就是看不清楚,一整行字,还会与上下行重叠在一起,看得"雾煞煞",得换个角度才行,一篇论文看下来相当辛苦。

那年北医大体系员工年度体检时,她就被检查出视力有问题,双眼视力都小于0.1,几近于弱视。白纸红字的视力检查报告,终于让她彻底觉悟,是该勇敢面对、找眼科医师好好检查的时候了。

谢宜蓁就近在北医附院眼科门诊挂号,眼科医师仔细地检查一遍,初步判断她的眼睛没什么问题,于是再进一步检查视野,发现她确实看不到某一侧的影像,当下安排她去做磁共振成像(MRI)检查。

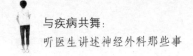

MRI检查的影像数据传回诊室，眼科医师不禁大喊一声"Bingo"，果然不出他所料，谢宜蓁的视力问题和眼睛结构没多大关系，真正的原因来自神经病变。医师随即退了原先预挂的下次眼科门诊，建议她改找神经内外科的医师就诊。

就在那个周三的上午7点半，谢宜蓁参加北医大神经医学研究团队的例行讨论会，远远看到北医附院神经外科主任蒋永孝走进来，她立即迎上前去打招呼。

"我脑袋里可能长了东西，您可以帮忙检查一下吗？"既然是熟识的朋友，她就省了客套话，直接提出要求。

巧的是，那天下午蒋永孝刚好有门诊，二话不说就要她下午到诊室报到。

◎ 眼睛没问题　关键在神经

门诊时，蒋永孝从计算机里调出她先前做MRI检查的影像结果，确认一颗肿瘤就长在垂体上，长约3厘米，当场立刻安排手术。

"太大了！"蒋永孝一脸严肃地说。那颗垂体瘤已大到足以影响视力的程度，如果一拖再拖，摆着不去处理，一旦出血就可能导致失明。

原本还心存一丝侥幸的谢宜蓁听完，赶紧把"为什么要开刀？"这句刚要说出口的话吞回去，频频点头称是。

她清楚记得是在2014年4月1日愚人节开的刀。她是那天的第一台刀，一大早7点半就被推进手术室，等她再度清醒过来，已是那天晚上7点左右，足

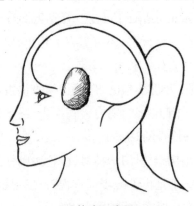

垂体瘤示意图

足开了近半天。

她事后得知，蒋永孝实行内视镜手术，手术器械从鼻腔进去，穿过鼻窦，再将肿瘤一小块一小块地小心切下、夹出。由于没有选择一般的开颅手术，且伤口就在鼻腔内，颜面没有留下疤痕，术后她依然亮丽如昔。

从手术室送到加护病房观察期间，蒋永孝一直测试她的视野恢复情形，初步发现视力已明显改善，但仍有部分重影。

蒋永孝解释，那颗垂体瘤压迫视神经太久了，视神经多少受到伤害，术后初期难免仍有重影，一段时间后就会慢慢恢复。

◎ 开刀取肿瘤　视野渐恢复

"灯好像比较亮耶!"出院回家后，她不禁脱口而出，那充满喜悦的声调，连一旁的先生也听得出来。

"他最无辜了。"谢宜蓁笑说，那一阵子她老是觉得家里太暗，直觉反应是灯泡坏了，动不动就叫先生去买回来换。这下好了，凶手是垂体瘤，灯泡是代罪羔羊的倒霉鬼一号，二号则是常被她呼来唤去的先生。

一个月后，她回眼科门诊检查，视野已恢复正常，原本无法一眼看清的一行字，已可看清许多。她相信，假以时日，视力会越来越好，而这也让她回想起开刀两年前的一些往事。

那时候，她一直认为看不清楚是近视突然加深造成的，曾找眼科医师做过一次激光近视矫正手术，如今回想起来，那是个没多大意义的治疗。

蒋永孝对此也有些看法，他认为视力出现变化的原因不外是两个，一是眼睛内部的问题，另一则是眼睛后面的问题，有经验的眼科医师若检查发现眼睛结构正常，就会怀疑可能有其他原因，建议患者转到神经内外科等科室另做检查。

不过，那些事对谢宜蓁来说，都已不再重要，快快乐乐地活在当下，才是她在意的日常。

她心满意足地说，现在就算再暗的地方，都能看得清楚，以前无法完整读完的论文，如今都可轻松完成，就算看电影也可以，不会动不动就在昏暗的电影院跌倒。

更重要的是，家里不用再经常换灯泡，而这一切，就是幸福。

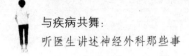

垂体瘤 Nonfunctioning pituitary adenoma

垂体位于颅底正中间的蝶鞍部，主掌体内激素分泌与调控，从基本生命功能的维持、身体发育到传宗接代，都扮演非常重要的角色。小于1厘米的垂体瘤称为微小肿瘤，大多数不会引发临床症状，也不一定会长大；超过1厘米的垂体瘤称为巨大肿瘤。临床症状可分功能性和非功能性两种：功能性肿瘤大多数是微小肿瘤，肿瘤细胞会分泌异常量激素导致身体变化；非功能性肿瘤的激素分泌没有异常，多半是肿瘤长很大，因视神经交叉导致视野缩小，总觉得灯光或窗户不够明亮而就医，才被诊断出来。可透过MRI检查及激素检测来确诊，再施以外科手术、药物或放射线等治疗。

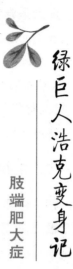

　　郭正伟说，最近几年他总觉得鞋子越穿越紧，只好买大一到两号的鞋子。有几次，他甚至还问百货公司的专柜小姐，现在的鞋子是不是越做越小了？那位医师听完，也没说什么，眼睛却盯着他的五官仔细打量，再比对健保卡上的照片："你的脸真的比以前大耶！"

　　2017年5月18日一大早，出门前习惯照一下镜子，郭正伟觉得自己好像又变得更帅了。

　　是自恋？还是白目？也许有那么一点，但看在这些年陪他一路走来的人眼里，就完全不是那么一回事。

　　"他确实有资格自夸变帅。"台北医学大学附设医院神经外科主任蒋永孝回想起几年前在诊室第一次见到郭正伟的模样，前额突出，鼻头肥大，下巴宽阔，嘴唇大而肥厚，加上粗糙的皮肤，长相怪得吓人。如今整张脸小了好几号，肤质变得细致光滑，根本就判若两人。

　　如果把时间倒转三年，郭正伟其实和其他人没有两样，但2014年6月那场车祸之后，他的容貌外观出现了很大的变化。

那天是典型的夏季天气,又闷又热,他才骑摩托车出门不久,一个阿姨突然从巷子冲出来,一个紧急刹车,虽未撞到人,他却连人带车摔倒在地,被就近送到台北医学大学附设医院急诊室。

X线检查显示,他的左侧锁骨骨折,随即被安排住院。隔天一大早,进手术室,医师将断裂的锁骨钉上钢板固定,术后不久就出院回家休息。没想到,这一休息就足足两个月。

◎ 车祸休养　健康频出状况

郭正伟解释,车祸前他从事珠宝加工行业近20年。珠宝加工,必须用力拉金银线,断裂的锁骨虽已打上钢钉固定,还是难以使力,什么事也做不了,只好乖乖听从医嘱,在家休息。

休息期间,他发觉右膝关节有点肿胀,蹲下再站起来,或是上下楼梯时,有点卡卡的,也有些酸痛不舒服。他认为可能是开刀后休息太久,加上年过四十,关节开始退化才造成的,并没放在心上。

再次回北医附院骨科复诊,医师怀疑他的右侧膝关节有点退化,安排超声波检查,确认右膝关节有些磨损,但不严重,建议他勤做康复锻炼,加强肌肉强度。回家后,郭正伟真的照做,每周运动两三次,每次至少100分钟,几个月下来却没什么效果,后来也就放弃了。

他的工作室离家不远,是间小套房,专门接受珠宝店的委托,修改或订做珠宝饰品,生意不算兴旺,但还过得去。伤后再度上工时,他发现手指关节有点紧绷,那种感觉就像昨天搬了重物、今早醒来手指头有点紧紧的,不是很灵活,而这种奇怪的感觉,早上醒来时尤其明显。

他心想,一般人都说年过四十身体就开始退化,他也才40岁出头,怎么一下子退化症状全都来了?

那一阵子,久未碰面的朋友一见到他,都不禁摇头,直说他整个人都变了,除了脸比较臃肿外,精神也差,一副很累的样子。有人甚至心直口快地说,他看起来就像六十几岁的老人。

"这真是很伤感的事。"郭正伟知道那些朋友都没恶意,只是说出心里话而已。他事后想想也对,家人天天生活在同一个屋檐下,不易察觉到他的变化,但那些朋友就不同了,很久才碰一次面,感受当然不一样。

◎ 手掌变大　上网查知异常

来年的2015年，他重回北医附院开刀，取出钉在左侧锁骨的钢板，身体突然感到无比轻松，只要有空就去游泳、跑步，但每次运动，膝盖就不舒服，而他总认为那是年过四十的自然老化现象，不肯面对事实，过一天算一天。

游泳时，别人看他自由式游得蛮快的，有点不服气地说，他的手掌比较大，划水面积也大，当然占便宜。每次听到这种带点酸味的玩笑话，郭正伟总是笑笑就算了，有次实在忍不住，直接伸手和人比大小："真的耶！我的手掌还蛮大的。"

那天以后，他三不五时就盯着自己的手掌看，越看越不对劲，连忙以"关节肿胀"为关键词上网查数据，答案几乎都是退化性关节炎。

他想想可能不是这个毛病，于是在"关节肿胀"之外，又加了"肥"及"关节肥大"这些关键词，随即跳出几篇台北荣民总医院的医学报道，主题全都是"肢端肥大症"这个疾病。

怀着忐忑不安的心情，他链接到台北荣总的官方脸书，再链接到肢端肥大症病友团体的脸书页面，悄悄登入账号，加为好友。只是他从不发言，只看病友的留言，专心当个潜水族。

一篇篇的留言，他越看越心惊，赶紧回头想想近年来的就医过程，发现医师曾说他的血压偏高，心跳也较快，开始怀疑自己就是肢端肥大症患者，并将他的忧心告诉一位在北医附院当护理师的朋友。对方听完，直说不太可能，要他别再胡思乱想，没事不要自己吓自己。

但郭正伟就是不放心，那位朋友只好建议他到家庭医学科看诊，好好检查一下。顺利上网挂号并前往就诊时，他把近来所有症状说了一遍，还强调自己可能罹患了肢端肥大症。

尽管半信半疑，家庭医学科医师还是要他伸出手脚，发觉他的手掌和脚掌真的比一般人大了些。

郭正伟随即补充，最近几年他总觉得鞋子越穿越紧，只好买大一到两号的鞋子。有几次，他甚至还问百货公司的专柜小姐，现在的鞋子是不是越做越小？

那位医师听完，也没说什么，眼睛却盯着他的五官仔细打量，再比对健保卡上的照片："你的脸真的比以前大耶！"随即开具检验单，要他去抽血检查，结果发现他的生长激素真的高出正常值很多，初步诊断为生长激素过高导致的软组织增生，也就是所谓的肢端肥大症。

◎ 肢端肥大 全因脑部肿瘤

虽是意料之中，郭正伟当下还是难以接受。待情绪稍稍平复后，他才娓娓道出一件事，原来他太太近几年时常抱怨他睡觉时鼾声越来越大，害她还曾睡到半夜被如雷的鼾声吓醒，于是陪他到医院检查，结果发现他的舌头比一般人大，平躺时容易堵住气道，才会经常发出扰人的鼾声。

在那之后不久，有次全家去看《复仇者联盟2》这部电影，两个宝贝儿子发现老爸长得蛮像主角之一的绿巨人浩克，开心得又叫又跳。

其实也是，那时候的他眉头较凸，鼻子也比较大，长相和别人不一样，也和以前的自己有明显不同。只是，他未曾警觉健康出了问题，才让垂体瘤引发的肢端肥大症持续恶化下去。

既已确诊，那位家庭医学科医师当下把他转给神经外科主任蒋永孝接手，而蒋永孝也安排他去做脑部计算机断层扫描（CT）检查，确定垂体长了一颗直径2.7厘米的肿瘤，随即从口袋中拿出记事本，安排开刀时间。

蒋永孝说，一般人的生长激素主要在青春期会明显增加分泌量，等过了青春期、发育完成后，就会恢复正常，因此身高及体型不会大变样。

如果生长激素在青春期发育完成之前就飙得很高，身高会特别高，出现所谓的巨人症。过了青春期且发育完成后，如果生长激素的分泌未回归正常，还是维持在高档，由于骨骼的生长板已经闭合，不会再继续长高，只有手掌、脚掌等肢端会持续长大，就出现肢端肥大症。

◎ 垂体瘤分为两类

垂体瘤可分功能性及非功能性两大类，功能性垂肿瘤会导致身体激素的改变，随着各种激素浓度分泌异常，进而导致血压、月经及体型的改变，出现巨人症、肢端肥大症等临床症状。

至于非功能性垂体瘤则不会造成激素的异常分泌，也不会产生体型、生理及功能的改变，只有在肿瘤持续生长，进而压迫到上方的视神经时，才会导致视力受损,但大多数患者都是在视野明显缩小时,才被检查出来。

郭正伟是功能性垂体瘤引发的肢端肥大症患者,在发病过程中外观才会明显改变。

蒋永孝表示,功能性垂体瘤一般直径不超过1厘米,激素异常分泌导致出现明显的临床症状时才会被诊断出来。郭正伟之所以拖那么久才确诊,可能是他的神经太大条,没把肢体外观的改变看在眼里,未积极就医,才让肿瘤越长越大。

不管是否延误就医,一旦确诊,最好的解决方式就是把肿瘤组织尽可能切除干净,才能把异常分泌的生长激素降到正常值,也才能避免心脏肥大引发心脏衰竭而减少寿命。

除了可及早救回一命,只要生长激素恢复正常,变形的肢体及外观也会逐渐恢复正常。比如说,原本下巴变宽而出现的国字脸会变回瓜子脸,肥厚如香肠的上下嘴唇会变薄,凸出的前额会变小,肥厚的鼻头会变窄,至于粗糙的皮肤,也会因毛孔缩小而变得光滑。

总归一句话,切除垂体瘤后,患者通常会变得年轻有活力,也会变得英俊或漂亮。

◎ 手术过后　变瘦也变年轻

2016年1月的那台手术,相当顺利。从加护病房转到普通病房后,郭正伟发现原本拿笔时感觉比较紧的手指头变松了,也变得灵活多了,让靠灵巧双手赚钱养家的他相当开心。

术后第一次复诊时,蒋永孝也不禁大赞:"哇!你怎么变得这么年轻!"听得郭正伟乐不可支。

一年多来,很多朋友再次碰到他时,不是惊呼:"天哪!你怎么变年轻了?""你最近比较瘦喔。"要不就是一再打量他的身材,满脸狐疑地问:"你去减肥了,对不对?"

郭正伟再清楚不过,他的体重只减轻两三千克而已,其实并不多,主要是原本肿胀的脸整个消下去,才让他看起来瘦了一圈。

别人的称赞,当然让他开心,但他也确实感受到自己比以前有精神,比较年轻,也比较帅,整个人显得更有自信。

　　回想过往，他觉得肢端肥大症最具杀伤力的一点，就是进程相当缓慢，慢到察觉不出来。就拿他来说，手指肿胀变粗，总认为是年岁渐增的自然老化现象，是理所当然的事，也就没放在心上。他甚至认为，自己就像是经常搬重物的水泥工，手指当然会慢慢变粗，没什么好大惊小怪的。

　　只是这种自我安慰，有时会误了健康。他是珠宝加工师傅，常为客户量身打造戒指，偶尔也会为自己量一下指围，早就发现，最近几年指围越来越大。例如，他左手无名指的指围原本是11号，后来竟胀大到15号，以前可轻松戴上去的戒指，怎么也戴不上了。但他或许是神经太大条，或许是刻意视而不见，才未及早发现问题，及早就医。

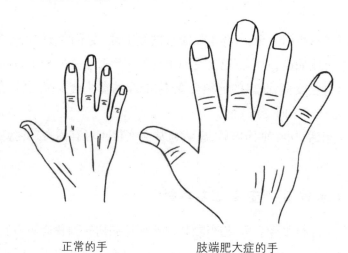

正常的手　　　　　　　　肢端肥大症的手

　　还好，晚发现总比没发现好，蒋永孝动刀将垂体那颗肿瘤切除后，他的手指肿胀情形明显获得改善，指围又缩小了几号，试戴戒指不再卡卡的。

　　此外，血压及心跳速度也都逐渐恢复正常。术后他定期回北医复诊，抽血检查都正常，垂体瘤未再复发，手脚及容貌已逐渐恢复到六七年前的模样，让他高兴不已。

　　而更让他高兴的是，肢端肥大症并不是先天性遗传疾病，他的两个儿子将不会是下个版本的绿巨人浩克。

肢端肥大症　Acromegaly

生长激素从垂体细胞分泌而来,主要功用是协助生长发育,婴幼儿时期分泌量最多,之后逐渐下降,30~40岁后降到最低,午夜睡眠时是每天分泌高峰。生长期的生长激素分泌量太高,会导致生长过度,出现巨人症;如果成年后才快速分泌,则会导致骨头变粗,手、脚与脸最为明显,称为肢端肥大症,垂体瘤是致病主因。除了影响外观,生长激素分泌太多也会引起高血压、糖尿病、心脏肥大,不治疗有危及健康之虞。除透过MRI检查进行诊断外,也需抽血来确认激素浓度,治疗以手术为主,药物治疗与放射线治疗次之。

罹患这种病的名人有:

● 曾在007系列电影中扮演大钢牙的美国演员理察·基路(Richard Kiel)

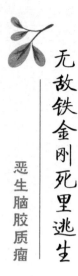

无敌铁金刚死里逃生

恶生脑胶质瘤

6月沈雅各布再度回台湾,并回北医附院再做一次 *MRI* 检查,结果发现肿瘤细胞不仅从右脑扩散到左脑,且又新长了一颗肿瘤,病情明显恶化。蒋永孝当下告诉沈雅各布及他的太太,既然情况已如此不乐观,在所剩无几的日子里,"你想做什么,就去做吧。"

一个被认定活不过几个月的恶性脑瘤患者,两年后,不仅活得好好的,磁共振成像(MRI)检查还找不到任何肿瘤组织,除了奇迹,难再形容。

沈雅各布即将年满60,这一辈子顺顺遂遂,也没什么大病痛,健康却在2015年7月亮起红灯。那病来得又疾又快,让他措手不及,工作及生活步调全都乱了。

那年夏天,天气一如往常炎热,他在越南同奈省自己一手经营的家具工厂忙着出货。有天早上起床,正打算穿上拖鞋,却发现左脚怪怪的,有点无力,怎么也套不进拖鞋里,只好坐下来,伸手把拖鞋套到脚上,才完成那个再熟悉再简单不过的动作。

不久后,他的左手也出状况,打计算机时总觉得卡卡的。刚开始,他以为是新买的键盘坏了,右边正常,左半边却显得沉重,左手指常按不下去。他当下请儿子和女儿过来帮忙检查一下,但查了老半天,键盘完全正常,一点问题也没有。

那一瞬间,一个不祥的念头闪进他的脑门:"难道生病了?"也许是鸵鸟心态,下一秒钟他就自我安慰:"没事没事,不要自己吓自己。"

◎ 手脚无力 自我安慰先按摩

沈家有糖尿病家族史,不少长辈都饱受糖尿病之苦,为了不让自己也步上后尘,沈雅各布从小就非常注意养生,三餐过后一定出门快走二三十分钟,每天少说也走上万步,体力好得很,亲朋好友都叫他"无敌铁金刚"。突然说他健康有问题,他当然难以接受。

手脚无力,既然不想就医,就只能想想其他办法。他决定先找越南当地一位有名的按摩师帮他全身按摩,两周下来,却没有什么效果,孩子们再也按捺不住,要他非得去医院彻底检查不可。

其实,不只孩子和老婆紧张,他自己也开始害怕起来。就在那几天,有次进门时,右脚跨进去了,左脚却跟不上,被卡在门外,害他差点摔倒在地,当场吓出一身冷汗来。

还有一次,他爬楼梯回四楼的房间,左脚却不听使唤,完全使不上力,最后在儿子和女儿搀扶下,才勉强上楼休息。

一次又一次的惊吓过后,他不敢再坚持,2015年8月初从越南胡志明市搭机回台北市就医。前一天,明明还可以走路,到机场候机楼就只能蹒跚而行,有时甚至得依赖轮椅才能行动。那几天健康疾速恶化的速度,让太太和他心惊肉跳。

抵达台湾后,当天晚上他们住进台北市敦化南路一家饭店,沈雅各布的状况变得更糟,左手左脚无力,穿脱衣服都难,更别说自己洗澡了。

隔天早上,他坐上轮椅被推进北医附院第三医疗大楼,直接进入一位神经外科主治医师的诊室。这位医师和沈雅各布的太太是姻亲,非常仔细地看了一遍,初步认定他左手左脚无力,但说话却清清楚楚,应该不是中风,有可能是脊椎长了骨刺,随即安排X线检查。

X线检查的影像数据半个小时后就传回诊室,果然在颈椎发现一个骨

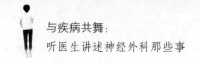
刺。医师判断，那个骨刺是导致左手无力的原因，却和左脚不良于行无关，因为脚发麻无力通常和腰椎病变有关，但进一步的腰椎X线检查却未发现骨刺，这样的结果出乎他的预料，也让他觉得奇怪。

◎ 切片发现　脑部长出恶性瘤

接下来的颈部、胸部及腰部MRI检查，都找不到致病原因。本来沈太太猜想，会不会病灶在脑部？但医师刚开始认为不是，因为沈雅各布的症状不像是大脑的问题，不过其他检查都查不出所以然，那就做脑部MRI检查吧！果然在右脑找到一颗直径约3厘米的肿瘤，医师随即安排切片检查。

2015年8月12日的脑部切片检查，切下的样本有太多血块，难以判断。眼看沈雅各布的病情急转直下，那位神经外科医师决定直接手术处理，8月19日，便由他和另一名神经外科教授共同执行手术，切下肿瘤旁约0.5厘米的疑似不良细胞，进一步检验。

8月27日，切片病理结果出来，医师以沉重语气告知沈雅各布和家属，他罹患的是GBM多形性胶质母细胞瘤，一种恶性极高、存活率很低的恶性肿瘤。虽是坏消息，但虔诚的基督徒沈雅各布和家人仰望上帝，仍然平静乐观以对。

术后回到普通病房，沈雅各布左手和左脚恢复得非常好，甚至还可以和女儿下棋。这看似美好的一切，却在9月22日起接连三次癫痫发作后变调。三度住进北医，检查发现右脑那颗未完全切除的肿瘤持续变大，脑部组织也明显肿胀，病情似乎没有想象中的单纯。

尤其，每次癫痫发作过后，他的手脚功能及视力都随之退化，左侧嘴角也不受控制地往下垂，老婆看得都心疼。到了11月，沈太太形容那时候的先生状况一天天恶化，坐也坐不直，东倒西歪的，每次吃饭都得用带子把他绑在椅子上，才能勉强吃顿饭。但就算如此，他顶多也只能坐一小时，之后人就垮了。

眼看情况持续恶化，再下去恐将难以控制，2016年1月底，那位神经外科医师请北医附院神经外科主任蒋永孝来帮忙。

"他的医疗团队和资源，都比我强太多了。"医师很坦率地对沈雅各布夫妇说，找蒋永孝帮忙是他能想到的最好选择。

◎ 二度手术　切除6厘米肿瘤

蒋永孝接手后,确认沈雅各布右脑那颗肿瘤长在额叶靠近顶叶的部位,病情已相当不好,一定要尽快切除,因此排定过完春节后的2月13日开刀。过年前,他又安排一次脑部MRI检查,再次确定那颗肿瘤的大小和位置,同时也确认肿瘤形状是否依旧完好如初。

蒋永孝解释,一旦那颗肿瘤因持续长大而侵犯范围太大,开刀就没有意义。那次脑部MRI检查确认肿瘤虽未扩散出去,却已长成直径约6厘米的庞然巨物,再不动刀切除,死路一条。

当时,沈雅各布神智清楚,也可以说话,只是人有点迟钝而已,一些探病的亲属就质疑,明明人还好好的,为什么要开刀?

过完春节,蒋永孝再度见到沈雅各布时吓了一跳,怎么才短短几天时间,病情就变得如此严重,根本已是奄奄一息。再一次MRI检查发现,右大脑甚至已被肿瘤及水肿塞得满满的。

那台刀从2月13日中午开始,到了半夜11点30,蒋永孝走出手术室,把沈太太叫到旁边的会谈室,托盘上放了一颗刚切下来的肿瘤,看得她差点昏倒。"好大一颗,就像个高尔夫球。"

半夜11点30分起,另一位神经外科医师接手止血及缝合伤口,直到隔天凌晨3点30分才完成手术。沈太太记得,她离开北医回饭店休息时,已是天微微亮的早上5点多。

蒋永孝术前曾向家人说明,那台手术风险极大,就算手术成功,沈雅各布也可能并发癫痫及其他后遗症,情况不容乐观。

感恩的是,原先担心的事大部分都没发生,而原本差点因脑压过高而要先拿掉脑壳的预防性处置,也因沈雅各布适时醒来而免了。唯一比较痛苦的是,由于拔管不顺,只好放置气切管,让他吃了不少苦头。所幸在加护病房观察10天后,病情好转,终于顺利转到普通病房继续休养,并在3月底出院。

◎ 恢复良好　医患相约吃牛排

要感恩的还不止于此。出院前,看着沈雅各布身体逐渐好转,沈太太拉着他的双手,唱起"赞美主""哈利路亚",一次又一次唱得很高兴。

到了隔天，沈太太发现先生还插着气切管的脖子上有些渗血，赶紧把值班的胸腔内科医师找来处理。那位医师见状，要她先不要紧张，只要把那根管子再插回去就好。但不管再怎么插，就是插不回去。

原来，沈雅各布脖子上的气切伤口已自然愈合，气切管当然再也插不进去。

"这真是神迹！"沈太太认为，若不是前一天她拉着先生的双手高兴地又跳又唱，那根气切管就不会松开外移，伤口也就没有自然愈合的机会。

"医师不肯提前帮他拿掉气切管，上帝就帮他拿掉了。"沈太太不禁高喊，"赞美主！这不是神迹，什么才是神迹？"

少了气切管的牵绊，沈太太和家人照顾起来就不再那么辛苦，沈雅各布的体力也在短短几天内迅速恢复，感觉整个人又活过来了。

那一阵子，为了训练嘴巴吸力，蒋永孝建议沈太太去买个奶嘴，让沈雅各布没事就吸一吸。爱夫心切的她不仅立即去买了奶嘴，连奶瓶也一并买回来。看着先生认真练习的样子非常可爱又好笑，但也让她十分心疼。

在沈太太细心照护下，沈雅各布复原状况良好。有次回诊时，还插着鼻胃管的他说想吃牛排，问蒋永孝是否有可能让他实现这个梦想。"当然有！"蒋永孝马上补了一句，"只是下次吃牛排时，一定记得要请我就是了。"

一个月后，鼻胃管顺利拿掉，沈雅各布终于可以再度和家人同桌吃饭，那种感觉很难以言语形容。那次医患间的牛排之约，也在他病情逐渐好转后兑现，而且不只一次，而是两次，一次是在台北东区的餐厅，一次是蒋永孝到美国加州圣地亚哥参加神经科学会议时，应邀到距离不远的沈雅各布家里吃的。

◎ 肿瘤复发　研判生命剩半年

2016年5月，沈雅各布的儿子大学即将毕业。趁着在北医附院回诊的机会，他问蒋永孝可不可以回美国参加儿子的毕业典礼。"你为什么不回去参加？"蒋永孝反问他，既然身体状况许可，没理由不去做自己想做的事。

他解释，恶性胶质母细胞瘤就算手术切除，复发的概率还是很高。在可预期病情将会持续恶化的未来岁月里，当然要多花点时间陪陪家人。

就这样，沈太太当天就订好机票，请一位物理治疗师同行，陪她先生回美国加州，高高兴兴参加儿子的毕业典礼。

完成心愿后，6月沈雅各布再度回台北，并回北医附院再做一次MRI检查，结果发现肿瘤细胞不仅从右脑扩散到左脑，且又新长了一颗肿瘤，病情明显恶化。蒋永孝当下告诉沈雅各布及他的太太，既然情况已如此不乐观，在所剩无几的日子里，"你想做什么，就去做吧。"

蒋永孝很直率地说，沈雅各布可能很难熬过年底，且清醒的日子可能只剩2个月左右，不要把宝贵时间浪费在寻求医治，以及每天奔波住家和医院的路上了，而应留给家人，好好思考要如何度过剩下的日子！

沈雅各布也接受他的建议，心想如果所剩时间不多，他真想再回工厂看看大家，于是2016年7月初和太太去了一趟越南。病发将近一年后，再次回到熟悉的家具工厂，员工们兴高采烈地迎接久未见面的老板，很多人又笑又掉眼泪，但沈雅各布和太太选择隐瞒，不让员工知道他的身体状况，只说仍然在休养复原中。

就在那时候，还是没人知道老板正在和他们诀别呢。

那年7月中旬，他们夫妻俩从越南回台北，开始认真思考最后一段时间到底要留在中国台湾或是回美国，于是祷告寻求神的旨意，最后沈雅各布决定安静回美国，免得年迈双亲看到他那副病恹恹的模样，伤心难过不舍。

主意既定，蒋永孝立即安排加州熟识的医师接手照护。美国加州大学尔湾分校神经外科主任弗兰克（Frank P. Hsu）是第一棒，不久后转由神经内科医师、罗马尼亚籍的达妮埃拉（Daniela A. Bota）接手，她是个非常热心也非常有名的医师，看了沈雅各布的状况后，建议他接受临床试验治疗。

◎ 返美静养　拒绝治疗度余生

在那之前不久，蒋永孝曾花不少时间向沈雅各布解释，进展到第四期的恶性胶质母细胞瘤，就算透过手术将肿瘤组织全数切除，通常也只能延长几个月到一年的生命，他在2015年8月第一次手术，一般状况下2016年2月可能就回天堂了。既然上帝已给他第二次机会，就应好好思考未来的日子该如何过。

就在那时候，美国医师又推荐一款还在临床试验阶段的电疗机，除了头上要戴个接满线路且重量不轻的头盔外，身上还要背个长方形的机器盒子，每天连续戴上18个小时，相当辛苦。

此外，他还必须理光头，且每隔一天就要剃一次头，以免毛发及汗水影响到整个临床试验治疗的成效。他光想到那一幕就头皮发麻："我不喜欢，不戴！"

他这次真的下定决心，说不戴，就不戴，就算女儿痛哭好言相劝，一样没改变心意，他只想要好好地休息，过剩下最后的日子，不再让自己和家人那么辛苦。

"我的手脚都已那么不方便了，再戴上那个既笨又重的机器，那日子还过得下去吗？"见他如此坚持，沈太太和一对儿女改变心意，支持他们挚爱的先生、挚爱的爸爸。

那段时间里，他和太太放下所有烦人琐事，每天不是到海边走走，就是和教会的兄弟姐妹聚在一起，甚至还在教会诗班献诗。献诗时，他一手无力，一手拄着拐杖，没办法翻乐谱，只好把乐谱全部背下来，虽然辛苦，却很喜乐。

平静过日子，是对生命透彻了解后的实践。把生命交托给上帝，看淡生死，就无所畏惧，也不再强求，医师后来又提出几个临床试验方案，他们全都婉拒。

经好友介绍，他们有天去拜访同样住在加州的黄胜雄，他是相当知名的神经外科医师，曾是美国已故总统里根的医疗团队成员，前些年才卸下花莲门诺医院院长一职，回美国定居。

黄胜雄说，每个人对生命的看法都不一样，有人选择好好地活几个月，短也没关系，只要日子过得好就行；有人则宁可辛苦卧床也要争取多活几年，就看你要怎样的生活质量。

那席话再次撞击沈雅各布的内心，他也下定决心好好思考如何过日子，不再接受那些临床试验。

◎ 例行检查　肿瘤竟莫名消失

说也奇怪，2016年8月再回医院接受例行性MRI检查时，赫然发现脑部的肿瘤变小了，经治医师也惊奇不已，不禁问他："What have you done?（你曾做过什么？）"

"I really don't know.（我真的不知道。）"不仅他不明所以，他把检查的结果告诉蒋永孝和其他医师时，他们也都觉得不可思议。依过往的临床经验，进展到第四期的恶性胶质母细胞瘤，就算手术切除，也会再复发并继续生长，"要那些肿瘤不再继续变大，都很不可能了，何况缩小？"

让人惊奇的事,还不止于此。那年10~12月的MRI检查,沈雅各布的脑部竟已找不到任何肿瘤,判定为"No evidence of disease",也就是"没有肿瘤复发的迹象",连美国医师也直呼奇迹。

蒋永孝表示,理论上来说,第四期恶性胶质母细胞瘤术后时间越久,复发概率越高,沈雅各布却反其道而行,真是不可思议。若真要勉强找原因,也许他当时动刀时,确实将肿瘤组织切得相当干净,之前所见复发病灶应该是放射治疗后造成的反应。

看着这些发展,沈太太无疑是最高兴的人,直说一辈子相知相惜的先生又活过来了。既然上帝又给一次机会,沈雅各布感恩之余,决定回归正常生活,2017年2月先回中国台湾探望爸妈,再去中国大陆及越南参加家具工厂的年会活动,在亚洲停留6周后,才回美国。

2017年7月,他们又回中国台湾一趟,先是为高龄90的父亲祝寿,再到越南工厂待了一周,庆祝前个月单月家具出口创下历史新高纪录,快乐心情全写在脸上。

怀着满心感谢赞美神的心,沈雅各布说,既然每多活一天,就多赚一天,"那就快快乐乐过日子啰。"

"喜乐的心,乃是良药。"他引用圣经上的这句话自勉,希望能成为别人的祝福。

从今而后,他只有喜乐,没有其他。

恶性脑胶质瘤　Glioblastoma multiforme（GBM）

恶性脑胶质瘤是常见的脑内细胞原发性肿瘤,来自胶质细胞而非神经细胞,好发于45~70岁人群。其生长速度快,侵入性也强,很快就散布于周遭脑组织中,或扩散到对侧大脑内,初期症状除头痛、神智不清外,还依生长部位有所不同出现,出现比如复视、呕吐、食欲不佳、人格改变、说话困难、肢体无力、记忆力与认知能力变差、癫痫与神情呆滞等。诊断主要靠MRI检查,治疗以外科手

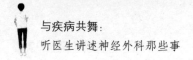
术为主，肿瘤切除越干净，存活与预后越佳。近来，透过影像导航、术中监测与清醒开颅手术等应用，可提高肿瘤全切除机率，术后再辅以抗癌药物来治疗。

罹患这种病的名人有：

● 美国肯尼迪总统的胞弟泰德·肯尼迪(Ted Kennedy)

● 曾与奥巴马角逐美国总统的约翰·麦凯思(John McCain)

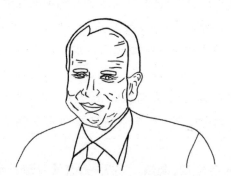
美国总统候选人约翰·麦凯思治疗前

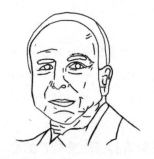
美国总统候选人约翰·麦凯思治疗后

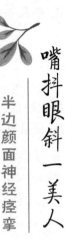

嘴抖眼斜一美人

半边颜面神经痉挛

刚开始，右眼下方俗称"卧蚕"的下眼睑会偶尔抖动一下，一两周一次，若不特别留意，忍一下就过去了，其实也没什么。只不过，这恼人的抖动越来越频繁，就算她想视而不见、不去理会，也难以如愿，后来甚至连右侧嘴角也开始抽动，让她惊觉不妙。

2017年夏至隔天的午后，万里无云，天气热得连柏油路都像在冒烟。

那天，连续赶了几个行程的郑胜夫和郑李月英这对夫妻终于可以稍稍喘口气，在捷运红树林站对面的住家大楼大厅喝杯咖啡，享受难得的悠闲时光。深情望着结婚近半个世纪的妻子，郑胜夫不禁脱口而出，连声赞美。

难道，她以前不漂亮吗？

像个突然被抓包的小学生，已77岁高龄的郑胜夫涨红了脸，摇摇手急忙补上一句："不是啦！以前就很美很美，只不过现在更美。"

"连我爸也这么说。"郑李月英听了乐不可支，话匣子也开了，"爸50多年前就说过，除了个子稍微娇小一点外，他这个宝贝女儿还真是美呢。"

这些话是事实，郑李月英大半辈子都是出了名的美人胚子，但自10年前开始深受半边颜面痉挛所苦以来，不时在耳边缭绕的赞美已渐行渐远。对她

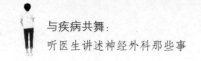
来说，那几年是一段充满折磨而灰暗的过往，让她不胜唏嘘。

◎ 眼嘴抽动　按摩针灸都无效

刚开始，右眼下方俗称"卧蚕"的下眼睑会偶尔抖动一下，一两周一次，若不特别留意，忍一下就过去了，其实也没什么。只不过，这恼人的抖动越来越频繁，就算她想视而不见、不去理会，也难以如愿，后来甚至连右侧嘴角也开始抽动，让她惊觉不妙，开始寻求解决之道。

她曾去做脸部按摩，也看过中医，都没有多大效果。在朋友介绍下，她鼓起勇气到某家医学中心针灸，从脸部到头顶，密密麻麻扎了很多针。躺在诊疗椅上休息时，针灸科主任刚好带着一群学生经过，不禁惊呼出声："怎会这样？"

原来，她躺着不动，右脸和头顶的那些细针竟然无风自动，全都摇个不停。那位针灸科主任不禁摇摇头，直说他行医这么多年来，从来没碰到过这种事。

看着这一幕，郑李月英突然感到万分沮丧："我是不是没有救了？"

在那家医学中心连续针灸了一个月，症状没有明显改善，让她深受打击，心情荡到了谷底，对针灸也不再抱任何希望。那一阵子，只要有人介绍某个地方的按摩有效，她就去试试；有人夸说某种西药、保健食品，甚至秘方可以改善症状，不管多贵，她也是买来就吃，结果还是无效。

当她万念俱灰之际，一个罹患癌症的朋友告诉她，台北社子岛有个很厉害的人，一定能帮她远离右侧眼睛和嘴角不时抖动的困扰，她又心动了，当下跨桥而过，直奔社子岛。

在那个简陋房舍里，朋友口中如同能人异士般神奇的中年男子拿出电剪，二话不说就把她的头发剃掉一些，又是拔罐，又是针灸的，弄了好一阵子，最后再神秘兮兮地拿出一罐粉末状的中药，要价十几万元，要她回家照三餐服用，"保证药到病除"。

这不就是密医吗？

郑李月英哀怨地点点头："光是被骗，就不知道多少次了。"但在那些黯淡到透不出光的岁月里，她就像是掉进水里的旱鸭子，哪怕是一根草，她都会紧抓着不放。

◎ 屡次受骗　偏方试遍皆枉然

天天吃那罐贵到不行的来路不明的药粉,她的身材也像吹气球般,一天天涨大,常穿的欧洲名牌服饰,型号从38、40、42,一路往上窜,整张脸也越来越圆。

她常笑说,那一阵子就连喝水也胖。

如果发福变胖能换来半边眼睛和嘴角不再抖动,这些牺牲也就算了,偏偏花了大把钞票之后,反而抖得更厉害。有几次白天太累了,晚上出门应酬时,右眼和右侧嘴巴不仅更抖,还往一侧歪斜,那张脸怎么看都怪。

老伴郑胜夫看在眼里,满是不舍,要她赶紧停药,并陪她到美国散心,顺便看看有没有更好的治疗方法。

"都已到了这个地步了,就死马当活马医吧。"到了美国,郑胜夫买了绿色粉末的健康食品,泡水给老婆喝。才喝下肚不到5分钟,郑李月英就狂跑厕所,连续拉了一周的肚子,整个人瘦了一圈。

除了这种配合吃健康食品的"排毒疗法",她还认真做返老还童气功,又听友人建议吃阿司匹林。她总是安慰自己,反正都已经被骗了不晓得多少次,也不差这一次,那就试吧。

可以预见的是,花了那么多钱,做了那么多的各种尝试,右半边脸的抖动和抽动依旧无解。回台湾后,她回到原来那家医学中心,挂了内科医师的门诊,对方建议她不妨注射肉毒杆菌素来改善症状。

"我又不爱漂亮。"郑李月英不假思索地回绝,"我不要! 谢啦!"说完,转头开门就走。

郑胜夫解释,肉毒杆菌素通常是用来抚平脸上的皱纹,虽可让肌肉松弛,进而缓解眼睛和嘴角的不停抖动,但只能维持几个月的效果,时间一过,恼人的抖动和抽动还是继续存在。

◎ 神经麻痹　医师建议动手术

内科走不通,就改走外科。郑李月英随即挂了那家医学中心某位知名外科医师的号,她记得是下午诊二十几号,还蛮前面的,她下午两三点就到诊室等候,一直等一直等,等得她都快抓狂了。

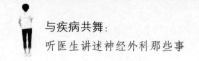
一直等到晚上8点才轮到她，没想到才进诊室坐下来，医师就说她是颜面神经麻痹引起的症状，要她尽快动手术。

这个诊断来得突然，郑李月英根本没有心理准备，本能地回绝。

"既然你不手术，就不要来找我！"

那位医师的口气显然不是很好，听得她伤心极了，掉头就走。"他伤了我的心。""这根本是糟蹋人！"

那阵子她儿子刚好从美国回来，忙着安抚她，并要她敞开心胸，勇敢面对身体病痛的事实。邻居也劝她别意气用事，不妨到"三军"总医院找神经外科主任蒋永孝试试看。

在先生和儿子陪伴下，她改到"三军"总医院就医，蒋永孝的诊断结果也没有两样，明白告诉她除了手术，别无他法。

见她面有难色，蒋永孝耐心解释，她的病是第七对颜面神经和一条小脑动脉过于靠近才造成的。

他比喻说，第七对颜面神经和那条小脑动脉就像左右邻居，原本就靠得很近，一旦有天靠得太近了，那条小脑动脉的血流脉动就会不断地撞击第七对颜面神经，致使神经外面髓鞘出现破损而不停地漏电，相对应的肌肉才会一直收缩。

刚开始，眼睛附近的肌肉会跳动，当第七对颜面神经的漏电越来越大，影响范围也会跟着扩大，使嘴巴附近不自主抽动，接下来连脖子也遭到波及。这种神经病变只出现在脸的一侧，因此才称之为半边颜面神经痉挛（hemifacial spasm）。

蒋永孝提醒郑李月英，若放着不去管它，越讲话或越笑，肌肉就越抽动，最后肌肉甚至可能缩在那里不动，导致嘴歪眼斜，那就不是一个丑字能形容了。

郑李月英心想，既然都已被上一家医学中心的医师赶出来，加上蒋永孝又是熟识朋友极力推荐的，不妨试试看，但她还是客气地表示要考虑个几天再做决定。

◎ 亲友苦劝　下决心手术治疗

走出诊室，先生和儿子已在车上等待多时。一上车，儿子就劝她别再想东想西,一定要尽快接受手术。

"妈妈,我和爸爸不会害你的啦。"见她仍一脸犹豫,儿子进一步说蒋永孝人那么客气,又讲得那么有自信,让他动刀准没错。

在回家的路上,她儿子依旧劝个不停,最后甚至说了重话:"这些年来,你遭受那么多的折磨,难道还要继续过那种地狱般的生活吗?"

那些话,一字一句撞击着她,也让她动了心。就在那几天,她在一场宴会中碰到几个老朋友,其中一个把她悄悄拉到一旁:"你是个女人,眼睛一直眨、一直眨,会被误认为是在放电,是在挑逗男人,这样不太好啦!"

当下,郑李月英震了一下,心想有道理。眼睛不自主地跳动,自己虽可视而不见,不把它当一回事,但看在别人眼里,恐怕就没那么单纯了。宴会结束,她在回家的路上就打电话给蒋永孝,请他安排开刀时间。

她同时也拜托蒋永孝,时间不要拖太久,越快开刀越好,免得夜长梦多。

下定决心那一刹那,她有如释重负的快感,回家后马上收拾好行李,夫妻俩搭高铁直接杀到高雄,找朋友大啖海鲜,享受南部热情的阳光和美食。

玩得正尽兴时,蒋永孝打来电话,要她赶快回台北,因为手术就排在两天后。

◎ 简单手术　七年折磨终解脱

就蒋永孝的标准而言,那台刀很简单,在右侧耳后开一个十元台币大小的切口,通过显微手术,把第7对颜面神经和旁边那条小脑动脉分开,中间再置放铁氟龙材质的垫片,不让那条小脑动脉的血流脉动再次撞击第7对颜面神经,就可明显改善眼睛和嘴角不停抖动的困扰。

只不过,患部被包覆在小脑很深的位置上,加上附近有很多蛛网膜,蒋永孝还是花了点时间才开完那台刀。

术后被推到加护病房观察,麻药消退后,郑李月英第一个感觉是下眼睑不再跳个不停,整个人无比舒服,人生顿时由晦暗变得明亮。隔天早上,她甚至可以下床活动筋骨。

就在那时候,她不禁骂自己笨,"白白遭受那么多折磨,这7年来真是白活了。"

先生郑胜夫也说出放了很久的心里话,几年来老伴眼角越抖越厉害,他看

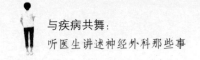
得都不舍，还好这一切都过去了。

术后不久，两人搭地铁出门，一上车就有个年轻人主动让位给郑胜夫，而不是让给郑李月英，这事让她得意了好几天："没办法，我看起来就是比较美，比较年轻。"

又有一次，也是在地铁上，她理所当然地坐在博爱座，有个年轻人看了又看，最后忍不住问她："你晓得这是什么座位吗？"

"当然知道呀，这不就是博爱座吗？"

"既然知道，为什么还坐？"

原来，那个年轻小伙子根本看不出她的年龄，还以为她占用了博爱座。她强忍着窃笑，慢慢地从皮包掏出身份证，看得对方大惊失色，连声对不起，摸摸鼻子赶紧闪人。

碰到这种事，郑李月英一点也不生气，还真想回一句："谢谢啊！承蒙您看得起，把我少算了好几岁。"

夏日午后，豪迈的阳光穿过大片落地窗，洒落一地。转头看着牵手走过半个世纪的妻子，郑胜夫看着看着，脸上泛起阵阵笑容，一再夸赞："真的很美。"

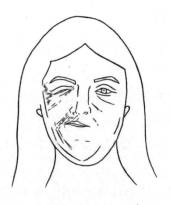

半边颜面神经痉挛治疗前

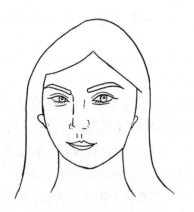

半边颜面神经痉挛治疗后

半边颜面神经痉挛　Hemifacial spasm（HFS）

　　半边颜面神经痉挛是第7对脑神经（颜面神经）在脑干根部受到血管压迫之后，发生不正常电波短路所致，一开始患侧眼眶附近的眼皮跳动，接下来肌肉跳动会越来越明显，形成眨眼动作，当肌肉跳动延伸到嘴角，半边脸的痉挛就会越来越严重，导致脸部变形。有效治疗是通过手术将血管和颜面神经分开，或者注射肉毒杆菌素来缓解，前者效果较长，后者只有短期疗效。

　　罹患这种病的名人有：

● 美国演员克里斯·威廉斯（Chris Williams）

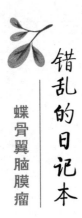

错乱的日记本

蝶骨翼脑膜瘤

　　她原本的日记巨细靡遗，一天可写上千字，身体出状况后，字数日减，有时候写不到十个字，而且字不成字，根本看不出在写什么，"像是鬼画符"。后来，她甚至断了数十年来的习惯，一天过了，日记本上却一个字也没有。

"天堂，我看过天堂。也许真的就是他们说的天堂。"说这话时，吴家慧神情认真而专注，无视于旁人一脸无法置信的样子。

说起天堂，就不得不提到她这五六年来和病痛搏斗的经历。吴家慧从事美术设计，2013年夏天，她觉得健康好像出了问题，刚开始是右脚变得软弱无力，无法正常走路，就算往前跨出一小步都难，心里虽急，却不晓得出了什么问题。

那一阵子，她只能请儿子、女儿或干儿子帮忙，一人一边搀扶着，才有办法在家里缓慢走动，但每次也只能走几步而已。

紧接着，视力也变差，常看不太清楚。她认为可能是年纪大了，老花眼或视力的自然老化，配副眼镜就可改善。但戴上老花眼镜还是没用，改去医院眼科就诊，点散瞳剂检查视力，也检查不出所以然来，视力依旧不好。

日子一天天过去，全身的症状也一个个冒出来。视力变差后，手也开始不听使唤,连写字都有困难。

吴家慧从小就养成每天写日记的习惯,那段日子虽还持续不辍,字却变得潦草,歪七扭八的。到后来,她的手已不太听使唤,就算勉强拿起笔,也完全写不出字来。

那段过程,吴家慧其实是记不得的,直到手术后身体康复了,才慢慢从日记中逐一回顾,比对前后的日记内容,拼凑出发病的历程。

她原本的日记巨细靡遗,一天可写上千字,身体出状况后,字数日减,有时候写不到十个字,而且字不成字,根本看不出在写什么,"像是鬼画符"。后来,她甚至断了数十年来的习惯,一天过了,日记本上却一个字也没有。

◎ 浑身不对劲　遍访各科找病因

虽然大学念的是心理咨询,懂得风险评估,但那阵子她却完全没有风险概念,既不沮丧,也不觉得悲伤,只想着应该去看医师。从此,她看过一科又一科,经常出入各医院的诊室。

她的就诊次序,往往依身体发生状况的先后而定。例如,她有二尖瓣脱垂的老毛病,常觉得没力气,因此先去看心脏内科,做了24小时运动心电图检查,也顺便抽血检查,一切都好,唯一的问题是血红蛋白较低,分析可能是贫血造成的。

接下来,她去康复科门诊就医,想找出右脚无力的原因;又到妇产科门诊看病,因为晚上睡不好,人不舒服,她想确认是不是更年期到了,更年期综合征逐一浮现才引发种种不适。

如此积极就医,成效却相当有限,直到有天大伯来家里做客,才有了转机。吴家慧的大伯是中医师,帮她把脉后,一脸严肃地说,右手、右脚逐渐不听使唤,加上说话又不流利,可能是大脑出问题,建议弟弟带着弟媳妇去做脑部检查。

吴家慧一直不知道自己曾有过说话"不轮转"的过往,直到术后才慢慢从孩子的描述中勾绘出当时的情形,对于当时常前言不对后语的语言表达能力,自己也吓一大跳。

比如说,天气热了,女儿想买粉粿冰回家孝敬她,问她要不要加红豆或炼乳,只听她在电话那头结结巴巴地响应:"我……麻……"一整个鸡同鸭讲,牛

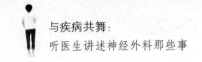
头不对马嘴。改传信息再问一次，也是回复得七零八落，根本不清楚她想表达什么。

◎ 家人全不识　就医查出脑肿瘤

不久后，她甚至已认不清家里谁是谁了，先生和孩子这才惊觉出大事了。在大伯建议下，她被半哄半骗带到北部某家医学中心就诊，但光是做脑部磁共振成像（MRI）检查，最快也要两个月，即便自费也得等上一个月。刚好她们认识该院一名副院长，在对方好意安排下，才在最短时间内排到检查。

检查一结束，一位外科医师当场告诉她，除了脑水肿外，另有两颗直径分别为3厘米及5厘米的肿瘤，而且大脑中央线已被水肿挤压而偏掉了，建议应尽快开刀，以免耽误病情。

吴家慧依稀记得，当时她一直和那位外科医师说话，对方却不理她，只忙着和她先生讨论病情及后续处理方式，让她有种不受尊重的感觉，非常生气。就算对方一直强调，他判断那两颗肿瘤高达九成是恶性，非得尽快动刀切除不可，她也毫不在意。

在那个气头下，她完全听不进所有对话。当女儿轻声问她，要不要接受脑部手术时，她大声回说不要，把所有人都吓一跳。

"我也不知道为何会如此回答。"吴家慧多年后笑着说，她真的不晓得，如果真要找个理由，或许是那个医师长得不够帅，没有她的缘吧。

回家后，她女儿越想越担心，马上打电话给两个法文班的同学，一男一女，那时都正在台北医学大学附设医院当实习医师。听完她的叙述，两人不约而同提出一个人选：蒋永孝。

那天是周四，其中一位实习医师要她女儿立即上网挂号，因为那天下午蒋永孝刚好有门诊。

就这样，吴家慧在先生、女儿及干儿子陪同下，当天下午就来到北医附院第三医疗大楼二楼的神经外科诊室。蒋永孝看了她们带来的MRI影像学检查结果，做出同样的诊断，同时也建议她尽快开刀治疗，而她也一口答应了。

一样的诊断，一样的建议，为什么上次拒绝，而这次又爽快答应？

"因为蒋主任长得帅呀！"说完，吴家慧都忍不住笑了。

她说，走进神经外科诊室后，就一直和蒋永孝讲话，而蒋永孝从头到尾一直看着她,且很诚恳地回答她的所有问题,诚意十足。当下,她就下定决心:"就是他了。"

◎ 开刀治水肿　担心恐有后遗症

那次,蒋永孝向陪吴家慧就诊的女儿及干儿子仔细说明相关病情,认定那颗长在脑部的肿瘤高达九成是良性,但因并发脑水肿,且把整个左脑都挤歪掉了,危险性高,建议立即开刀。

女儿问她:"这个医师也说要开刀,你要不要开?"吴家慧回头看了蒋永孝一眼,坚定地回答:"好,我要开刀。"

出了诊室,吴家慧松了口气,突然感到无比轻松,马上下楼办理住院手续,隔天就住院了。

由于血红蛋白低,蒋永孝先让吴家慧服用铁剂,把血红蛋白拉上来,体质变好了,才为她动刀。那天是2013年8月15日,正值农历七月。

"农历七月开刀,不好吧!"一些朋友建议她先生,不妨把开刀日期延后,免得招惹一些有的没的,徒增困扰,但吴家慧根本不信这一套,坚持照既定时程接受手术。

术前,蒋永孝把她的家人请来,告诉他们开刀切除肿瘤并将水肿全都清除,都不是问题,他比较担心的是,手术过程中,多少会伤到周边神经组织,术后她的智力及语言能恢复到什么程度,他没有十足把握。

蒋永孝进一步解释,吴家慧的脑水肿蛮严重的,脑部被水肿压迫得很厉害,手术风险较高。

尽管前途未明,吴家慧还是不改其志,勇敢接受手术。8月15日那天下午3点被推进开手术室,隔天凌晨1点半才出来,比原先预估的4~6小时还要久,主要是她的脑水肿相当严重,且那颗肿瘤不仅大,更粘连得厉害,蒋永孝花了不少时间才清干净。

虽已过了好几年,蒋永孝对那台手术仍记得清清楚楚,因为他从来没碰过脑部肿瘤长到那么大才来开刀的病例,想忘也忘不了。

◎ 术后渐恢复　医患相对会心笑

术后从加护病房转到普通病房,住了两周才出院,蒋永孝每天早晚都会到

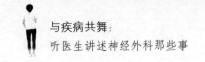

病房看看吴家慧。在那段恢复期间里，虽然她说话的速度还是跟不上，至少已不再词不达意。

出院前一天，蒋永孝问她有没有出去走一走，"有啊！我常下床走动。"

"不是这种床边的走动啦！我说的是下楼，到医院外面走走。"

"走就走啊！"吴家慧才说完，就跟在蒋永孝的后面，亦步亦趋地走出病房，一起搭电梯下楼。

这些互动，连蒋永孝也觉莞尔，回过头对着吴家慧的干儿子说："你有没有拿开刀前的录像给她看？"

"看什么？"

"就是她以前的样子呀！"

从两人对话中，吴家慧才知道自己已逐渐恢复正常，不禁笑了出来。就在那一瞬间，走在前面的蒋永孝也刚好回头，脸上满是笑容。

"这就是蒋永孝，一个永远视病如亲的医者。"吴家慧自认不是个听话的病患，对医师也不是很客气，但自从碰到蒋永孝后，一切都改观。

"不管当天开刀到多晚，人有多累；也不管当天有没有问诊，他早上及晚上一定会来巡房。"吴家慧又补了一句，"就算下手术台已是半夜或凌晨，也一样。"

在蒋永孝和医护团队细心照护下，吴家慧第五天就从加护病房转到普通病房，迫不及待地要女儿和儿子拿出纸笔，当场写下先前4天在加护病房的经历。看着笔尖在白纸上留下的成串字句，她不禁潸然泪下，激动万分。

"我又可以写字，又可以天天写日记了。"虽已过了好几年，吴家慧永远也忘不了那天的悸动。

◎ 连续14天　梦中看见天堂

在加护病房以及住院的那14天，她每天只睡一个小时，其他时间就眼睁睁地望着天花板，什么事也做不了。在那短短一个小时的睡眠里，她每天做同样的梦。梦中，她看到一颗蓝色的毛球，上面系着一条线，当她抱着那颗毛球时，整个人就和毛球往上飞。飞着飞着，终于飞到一个种满蓝色花草的地方，那是一个她从没到过的地方，很漂亮，除了她，没有其他人。

风很凉，云很白，天气相当舒服。她一直走一直走，看到一片高高耸立的大理石柱，上面写着"吴家慧"三个字。"我的名字怎么会在这里？"当她百思不解之际,耳边传来男性的声音:"吴家慧?"

"我就是。"

"请告诉我,你现在最想要的是什么?金钱?权力?快乐还是其他?"

她想也不想地回答:"就是快乐呀!"

对方又问:"你觉得你会活到几岁?"

"现在的人,不是差不多七十几岁吗?"

对方没做任何响应,只说:"我告诉你,你身体有个地方会重复开两次刀。"话才说完,她就醒了。

出院回家那几天,她体力还没完全恢复,老公每天都帮她洗澡。边洗她边细数这一辈子进出医院的经历,2006年乳房曾动过刀,几年后又因纤维囊肿开了一次刀,当下恍然大悟,梦境中那位男性所言非虚。

有一天,一个很要好的朋友来找她,她又把连续十四天的梦境说了一遍。

"小慧,你知道那是哪里吗?"

"我不知道,是哪里?"

"天堂呀!"

天堂?吴家慧笑得开心:"如果真是天堂,我真想再梦一次。"

结果梦到了吗?当然没有!吴家慧解析,那次手术,她的脑神经可能被刺激而活化,甚至被重组了。那些梦境,可能就是潜意识吧。

蝶骨翼脑膜瘤　Sphenoid wing meningioma

蝶骨翼脑膜瘤是脑膜瘤中相当常见的一种,颞叶主管语言与长期记忆,也是整体心智精神功能的次相关脑区。语言与长期记忆,会因肿瘤压迫或脑水肿而受到相当大影响,患者的判断与思考也会逐渐退化,一开始可能会被认为是精神出了状况,但脑瘤才是真正原因。由于发病部位在眼窝后方,有时会出现眼球外凸或眼球运动受影响等症状,也有可能并发癫痫或头痛。

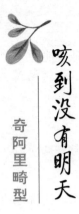

咳到没有明天

奇阿里畸型

康尼森只觉得自己的健康越来越差,常觉得累、没有力气,他也不知道为什么。2017年1月,当他第三次咳嗽咳到突然昏倒,再次醒来之后,他再也受不了那种感觉不到明天的日子,直接杀到某家大型医院挂急诊。

时序过了大暑的夏日午后,万里无云,我走在台南市南区弯曲的小巷弄里,炽热阳光就大刺刺地洒落全身,豆大的汗珠不断从额头、眉间沿着鼻梁往下滴落。掏出手帕才擦过一遍,汗珠又从毛细孔汩汩渗了出来。

转进更里面的一条巷道,来回走了好几趟,就是找不到抄在笔记本上的地址,我只好躲在一户人家的屋檐下,拨了手机。

"康尼森,你家的铁门到底是红色还是白色?"

"你在哪里?"

"就在你家的巷子口呀,但就是搞不清楚你家到底是哪间。"

话才说完,对面的红色铁门就开了,一名穿着橘黄色T恤、黑色短裤,还留着一脸络腮胡的青壮年热情地挥手,要我赶紧进屋去,别在外面晒太阳了。

快步走过铺了水泥地的庭院,这才发现他竟然打赤脚。"你脚底难道不烫吗?"

"还好啦！习惯就好。"

他说得一点也不假。走进屋内，只见一台立扇嗡嗡嗡地转个不停，吹出来的却是又湿又闷的热空气。

"你家有装冷气吗?"擦完汗后，小小声地问了一句。

康尼森笑了笑，指着墙壁上的冷气孔说，不久前他才从租了好几年的大楼公寓搬来这里，一位热心的朋友说要来帮他装冷气，"但他现在太忙，等他忙完后，就有冷气吹了。"

◎ 退伍闯天下　落脚在台湾

康尼森是加拿大人，35岁，10年前来到中国台湾后，就深深爱上了这个美丽的岛屿。而这段美丽的邂逅，则来自一个偶然。

他是个军人，8年服役期间，曾外派到中东的迪拜执行任务。退伍后，很想离开加拿大，到世界各地闯一闯，大学同学告诉他中国台湾是个漂亮的地方，物价便宜，人民和善，且离其他地区都很近，旅游方便，要他不妨到台湾看看。

有道是"心动，不如行动"。2007年5月，康尼森背起简单行李，就搭机来到人生地不熟的台湾，一句中文也不会讲，更别说台语了。他事后回想起来，也很佩服自己："那真的要很大的勇气呢!"

出了桃园国际机场，他搭车往南走，选择在台南落脚。问起原因，他笑得可灿烂了。

他的家乡在爱德华王子岛(Prince Edward Island)，那是位于加拿大东北角的一个小岛，人口才两千，生活步调非常缓慢。也因此，他舍弃台北、高雄等大都会，挑上曾被文学家叶石涛赞叹为适合人们做梦、干活、恋爱、结婚、悠然过日子的台南，这座城市散发出不疾不徐的悠然自得，让他有种说不出的从容与自在。

如果要再补一个理由，那就是台南靠海，和他的家乡很像，开车十几二十分钟就可到达安平及四草等海滨，让自己和两条心爱的狗在沙滩上尽情奔跑，亲近大自然。

刚到台南，迎接他的是突如其来的倾盆大雨。那时，他正走在街上，被淋了一身湿，只好狼狈逃进一家商超，买件透明的雨衣套上，半跑半走地赶回租屋处。

他的家乡爱德华王子岛不曾下过如此大的雨，位于中东沙漠地带的迪拜，更是一年难得下几次雨，当然也没有类似经验。看着雨水像浴室莲蓬头狂泄而下的水柱，他嘴巴张得大大的，不禁惊呼："哇！天哪！"

还好，住久了，他已习惯说来就来的午后雷阵雨，也开始请家教学中文，逐渐融入当地生活。他的中文是从注音符号开始学起，相当地道，该有的卷舌音都不马虎，简单沟通没问题。相较下，他的台语就差多了，除了少数几句骂人的话之外，他都是像鸭子听雷一样，有听没有懂。

边学中文，康尼森边在台南一家补习班教英文，早上的学生是幼儿园大班的小毛头，晚上则是中小学生。几年后，他应聘到博爱小学当全职的英文老师，后来却因身体出状况，长期请假而不得不黯然离职。

◎ 莫名咳不停 求医找原因

这事大约要从2014年说起，他每天总觉得脖子很酸，酸到每个星期都要到医院接受按摩治疗。此外，他常莫名其妙地咳个不停，有时候一咳起来就头痛，甚至咳到突然昏倒，而且还常伴随呼吸困难等症状。

康尼森心里清楚，他的健康一定出了大问题。首先，他怀疑不停咳嗽可能和哮喘有关，于是到医院挂门诊，胸腔科医师帮他安排做胸部X线检查，肺部看起来很健康，应该不是哮喘，但仍好意开了气管扩张剂给他，他使用了一阵子，咳嗽依旧，症状未见改善。

不是哮喘，那该不会是空气质量不好，引起咳嗽和呼吸困难吧？他转而怀疑起南部的空气质量来，上网买了很贵的口罩，每天戴着出门，心想这下子就算再脏的空气，也进不了肺部。没想到戴了一段时间，还是没有用，气得他把那个口罩当垃圾丢掉。

日子一天过一天，康尼森只觉得自己的健康越来越差，常觉得累，没有力气，他也不知道为什么。2017年1月，当他第三次咳嗽咳到突然昏倒，再次醒来之后，他再也受不了那种感觉不到明天的日子，直接奔到某家大型医院挂急诊，要医师为他做脑部磁共振成像（MRI）检查。

那次，他在医院待了两天。第一天，医师说他的毛病可能和两个原因有关，要再抽脊髓液做进一步检查才知道。第二天，五个医师浩浩荡荡走进病房，其中一个开口就说他的脑子有问题，下周就要开刀。

"开刀？有没有搞错？"医师话才说完,他用不是很流利的中文惊呼出来。

◎ 脑部出问题　立刻要开刀

"我觉得很害怕,也很恐怖。"康尼森只知道要开颅,却不知道自己到底出了什么问题,只觉得恐怖,立即打电话给加拿大的爸爸妈妈,但他们不在家,只好又打给阿姨,要她把情况转达给爸妈。

挂了电话后,他问那位医师,为什么非得赶在下个星期开刀不可,得到的答案是那位医师要出国,只有下个周有空。

"我不喜欢。"康尼森不讳言,他不想接受这种急就章的处理方式,他爸爸妈妈稍后回电也觉得不妥,于是办理出院手续后,转到另一家大型医院就诊。

这家医院的外科医师看了他带去的脑部MRI检查结果,建议不用开刀。"我爸爸妈妈听了好高兴,但我不高兴!"

康尼森清楚知道,他的身体很奇怪,"一定有问题！也一定要开刀。"否则会越来越糟糕。

他的表姐是心理医师,有个同学是很有名的神经外科医师,他就把脑部MRI的影像检查结果寄回加拿大,请她转给那位神经外科医师参考。没多久,表姐就传回了消息:"大概要开刀,但还需要做更多检查。"

康尼森一位本地朋友的小姨子是护士,一直跟在台北医学大学神经外科教授黄棣栋身边做事,直说黄教授是非常好的医师,建议康尼森不妨去找他看看。于是康尼森和起来的爸妈一起北上,黄棣栋仔细看了他的脑部MRI影像检查结果,又问了一些问题,不太确定他的病症,建议他去找神经外科主任蒋永孝,也许会有更明确的诊断。

既然都已跑一趟台北了,也不差多挂一次号。蒋永孝看了他的脑部MRI影像检查结果,也问了他最近所碰到的一些问题,就说初步判断并不需要手术,但为了保险起见,最好再做颈椎以下的MRI检查,结果发现从第七颈椎到第四胸椎出现空洞化,确诊为颈胸椎脊髓空洞症。

◎ 先天有异常　脊髓空洞化

"这是一种先天性疾病。"蒋永孝解释,我们的后颅窝里面有小脑及脑干,位置适中,小脑及脑干周边有满满的脊髓液,会从下方的枕骨大孔往下流到脊髓腔,形成一个循环。

康尼森的后颅窝比正常人小很多,小脑被迫往前方的脑干及下方的脊椎等方向挤压,进而把枕骨大孔给塞住了,脊髓液无法往下流,只好从脊髓神经的潜在开口处经中央管道往下流,越积越多,就导致从颈椎到胸椎的几节脊髓神经空洞化。

一旦神经空洞化,就会出现头晕、头痛、耳鸣以及有如虫咬的麻痛感等症状,严重者会不良于行。由于症状不典型,有些患者四处就医仍找不出毛病,甚至会被怀疑是精神疾病,往往就医经验都不是很好。

蒋永孝说,后颅窝小,推挤小脑至枕骨大孔下方,导致颈胸椎脊髓空洞症,这是发育异常的先天性疾病,不会遗传,通常到了二三十岁才发病。随着空洞的范围越来越大,被破坏的神经系统越来越多,症状才一一浮现。虽然不会致命,但大多数患者都无法忍受一个个冒出来的不适症状,通常会选择手术治疗。

手术其实并不复杂,只要拆掉一部分枕骨,再补上一块三角形的脑膜,把后颅窝的空间加大,小脑就会回到正常的位置,不再堵住枕骨大洞,脊髓液可顺利往下流到脊髓腔,重新形成一个循环,症状就会消失。

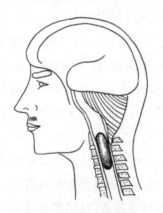
手术前,小脑挤压枕骨大孔
及脊髓空洞

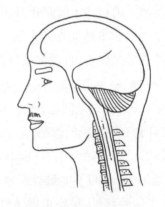
手术后,小脑回复正常位置,
脊髓空洞消失

◎ 开刀速解决　术后一身轻

蒋永孝以"一身轻"形容术后那种轻快的感觉,患者只需每年回诊追踪即可,颈胸椎脊髓空洞症可说是预后相当好的神经病变之一。

确定开刀时,康尼森打电话给刚回加拿大不久的爸爸妈妈,爸爸忙着工作,无法离开,妈妈就和阿姨一起来中国台湾。为了避开即将来袭的暴风雪,她们还提前一周动身。

那次手术前后大约6小时,但扣掉术前的准备时间,真正动刀的时间大概只有3小时,对蒋永孝来说,算是小手术。

尽管如此,麻醉药效消退后,康尼森还是痛得哇哇叫。要不是蒋永孝逼着他一定要下床走动,他还真想一直待在病床上呢。

"I feel happy!"2017年2月开刀以来,康尼森感到无比快乐,没有咳嗽,没有呼吸困难,没有脖子酸痛,也不会动不动就觉得累,快乐得像只小鸟。但毕竟动过刀,他不再碰足球、曲棍球这类激烈的运动,改换成健走、游泳及骑自行车等简单温和的运动,免得旧疾复发,那就糟了。

现在的他,已转到台南市西门小学工作,和另一名本地老师合教自然课,一个中文,一个英文,搭配得相当愉快。

定居台南迈入第十个年头,康尼森爱死了这个文化古城,下班后常和朋友聊天、吃饭、看电影。到了假日,他就开车载爱犬Tigger和Maggie到海边玩水,Tigger是台湾地区的土狗,Maggie则是带有苏格兰血统的名种狗,都是他在中国台湾的家人。

奇阿里畸型 | Chiari malformation

奇阿里畸型是颅骨后颅窝结构发育异常、空间太小,一部分小脑组织滑进脊椎管腔内,脑脊髓液在此的循环空间受到挤压,导致脑脊髓液通过脊髓神经内而到达颈脊椎以下部位,在神经内形成空腔。当空腔越来越大,病人的临床症状也会越来越多,身体某些感知会有迟钝现象,其中又以疼痛和温度的感受较差。由于这是种长时间的慢性发展,临床症状并不明显,通常无助于诊断,MRI检查是主要的诊断方式,有症状的患者才需接受手术治疗。

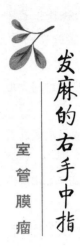

发麻的右手中指

室管膜瘤

她每天洗完澡后，习惯用棉花棒把耳朵里的水吸干。有天，不管棉花棒左掏、右掏，右耳就是感受不到棉花棒在里面转动的感觉，她才惊觉问题大了。接下来，洗头时不管她如何用力抓，头皮就是感觉不到手指抓过的那种舒畅感，仿佛头皮并没有连在脑壳似的，完全被抛弃了。

伸出右手，再缓缓伸出中指来。江晓蕙的故事，就从这只中指开始。

2013年二三月间，她发觉右手中指的指尖麻麻的，虽还不至于影响日常生活及工作，但心里总觉得怪，不是很舒服。

那节不到2厘米的指尖，平时还好，但只要一碰到水，比如洗碗或洗澡，就开始发麻，且越来越频繁而明显。过不久，从颈部到后肩也陆续出现疼痛感，她惊觉不对劲，立即上网挂号，到台北地区某家大型医院的骨科就诊。

走进诊室，她简单说明症状，并询问那些麻痛是否和体内长了肿瘤有关。负责看诊的骨科主任分析和肿瘤无关，因为相关的肿瘤大都出现在五六十岁以上的中老年人群，她还那么年轻，那些症状不太像是肿瘤造成的。

这位骨科主任认为，江晓蕙可能是长期姿势不对，才造成颈肩部疼痛，建议她晚上睡觉时试着不要垫枕头,再观察是否有改善。

江晓蕙乖乖听从医嘱,试了一段时间,症状还是未见缓解。两三个月后,转到另一家知名诊所的康复科就诊,做了颈部X线检查,没发现问题,医师也没有更好的方法,只能建议她去做康复治疗。

"有去做康复治疗吗?"

"没有。"江晓蕙解释,并非她不去做康复,而是右手中指的麻已蔓延出去,连右手食指及无名指的指尖也开始麻了起来,让她既紧张又害怕。

◎ 手麻蔓延　胸到头没感觉

一两个月后,情况变得更糟。从前胸一路往上到头顶,竟没有多少感觉,而且仅限于右侧,至于左半侧则依然正常。

她形容,那种感觉就像是拔牙时上了麻药,就算用手去摸、去抓脸颊,脸颊也没有任何感觉。

她每天洗完澡后,习惯用棉花棒把耳朵里的水吸干。有天,不管她用棉花棒怎么掏,右耳就是感受不到棉花棒在里面转动的感觉,她才惊觉问题大了。接下来,洗头时不管她如何用力抓,头皮就是感觉不到手指抓过的那种舒畅感,彷佛头皮并没有连在脑壳似的,完全被抛弃了。

江晓蕙心想,骨科和康复科都看过了,麻痛感不仅没有缓解的趋势,甚至还越来越严重,她当下上网搜索,很多人都提到类似问题应找神经内科或神经外科医师就诊才对,其中不少人都推荐了蒋永孝。

二话不说,她立即上网挂了蒋永孝的门诊。挂完号后,她和同事提起此事,而那位同事的伯父就在台北医学大学任教,对蒋永孝赞誉有加,让她放心不少。

"我对她印象深刻!"蒋永孝回忆。就诊那天,江晓蕙走进诊室一坐下来,就把右手三根指尖会麻、颈肩痛以及右胸到右侧头顶没有感觉等症状一一详述,蒋永孝当下便推断,她的颈部可能有问题,随即安排X线检查。

半个小时后再度回到诊室,蒋永孝指着计算机屏幕上的影像结果说,X线检查呈现的颈部影像很正常,看起来没什么问题,于是再安排她接受神经传导检查,并交代她一周后回诊看报告。

一周后,她依约回诊,神经传导检查显示颈部的确有问题,立即安排几天

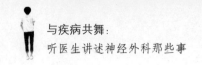
后回院做磁共振成像(MRI)检查。

◎ 大事不妙　颈椎里长肿瘤

隔一周再次回诊,挂的是夜诊五十几号,她心想晚上9点多才看得到,因而要家人那时候再来陪她。那晚九点多,江晓蕙来到候诊室时,才看到二十几号,就听到跟诊护理师开门出来大喊她的名字,当下心头为之一震,心想大事不妙。

随着护理师走进诊室,蒋永孝开口问她:"江小姐,你不会觉得不舒服吗?"

"还好耶!"她笑着回答,除了手麻、颈肩痛,以及右胸到右侧头顶没有感觉外,并没有特别不舒服的地方。

"你的颈椎里长了一颗肿瘤。"

蒋永孝才说完,江晓蕙顿时脑袋一片空白。"天哪! 家人都没陪在身边,就听到这个不好的消息,这……这到底是怎么回事?"

深吸一口气,她告诉自己千万别慌,也别哭,随即问蒋永孝那颗肿瘤恶性的概率有多高。

蒋永孝表示,一般说来,长在那个位置的脊椎内肿瘤以良性居多,建议应尽快开刀切除。

"手术结果,会是怎样?"她反问一句。

蒋永孝大致分析一下,这类手术通常会成功,但万一失败的话,身体可能就此瘫痪。

听完蒋永孝的话,江晓蕙脑中立即浮现多年前"月亮歌手"李佩菁术后全身瘫痪的画面,心里毛毛的。"那如果不手术的话,又会怎样?"

"那就会慢慢瘫掉。"

"天哪! 不开刀会慢慢瘫掉,开刀又有瘫痪的风险。"江晓蕙不禁悲从中来,一时不知如何是好。

蒋永孝见状,也不勉强她立即做决定,要她回去和家人商量后再说。

"那就开吧!"当下收拾好情绪,也不知哪来的勇气,她很淡定地告诉蒋永孝自己的决定。

事后回想起那天在诊室的一切,江晓蕙认为,她做了这辈子最重大也最正确的决定。因为,之前很多人都向她推荐蒋永孝,她既无退路,就只能完完全全信任他。

蒋永孝立即安排手术，拿出随身携带的小笔记本："这几个时间，你挑一个。"

那时刚好是中秋节前几天，加上蒋永孝又即将出差开会，最后选择等他回台湾后手术。

◎ 手术复杂　家人全被吓到

一般手术是前一天住院，隔天动刀。江晓蕙则是提前5天住院，先做一些例行检查，术前两三天再注射一种特别的药物，感觉有点复杂。

手术选在中秋节的隔天进行，她被排在第一台手术，心情相当紧张。那天一大早七点多，江晓蕙就被推进手术室，她特地问医师这算不算是一台大手术？只见蒋永孝笑了一下："这是台很精致的手术啦！"

这算是回答吗？江晓蕙认为是，蒋永孝不仅回答了，而且回答得很有技巧。

回答完，他又补上一句叮咛："你手术后，要练习走路喔。"江晓蕙当时天真地想，走路不是人人都会？为什么还要练习走路？完全没放在心上。

那台手术从清晨7点多开到晚上8点多，足足开了13个小时，当然是台大手术。当她再度醒来时，已在加护病房，只见围在病床边的家人哭成一团，很是伤心。

江妈妈始终不明白，怎么一个人好好地被推进手术房，出来却变了个样？

当时就读小学四年级的女儿看到妈妈全身插满了管的模样，更是吓坏了，哭得像泪人儿。

模模糊糊之际，江晓蕙不晓得自己身在何处，也不晓得是不是在做梦。所幸病情逐渐好转，在加护病房观察3天后，终于转到普通病房继续疗养。有天蒋永孝一大早来巡房，告知手术成功的好消息，并要她不妨试着开始下床走路。

蒋永孝解释，切除脊椎内的肿瘤后，病患通常会像不倒翁一样，走起路来轻飘飘的，但江晓蕙还没下床，根本无法想象那种感觉。

等她真的下床了，才终于体会蒋永孝口中那种走路轻飘飘的感觉："就像踩在云朵上面，没有脚踏实地的扎实感。"

就算如此，为了后半辈子的日子着想，她还是忍着手术伤口疼痛，勉强下床，扶着助行器，在病房外的走道慢慢走了一圈。

◎ 棘手肿瘤　长在神经里面

蒋永孝表示，江晓蕙罹患的是颈脊椎脊髓神经内肿瘤，一般的肿瘤都长在神经外面，而她的肿瘤却长在神经里面，是神经肿瘤中最难以处理的一种。

脊椎神经就像条细细长长的豆腐，要把长在里面的肿瘤完全切除而又不伤及四周的神经组织，不难想象其困难度，难怪神经外科医师都视颈脊椎脊髓神经内肿瘤切除手术为一大挑战。

蒋永孝说，脊椎神经就像一条长长的牛蒡，是个实心的组织，长在里面的肿瘤会在上下两侧撑出一个空间，形成空洞症。这个脊椎内的空洞会往上及往下延伸，往上会直达脑干，往下则可能到达胸椎，进而破坏里面的神经。

只不过，整个发病过程是缓慢进行的，不太容易察觉出来，有时候只是下半身对冷热及疼痛的感觉变得迟缓，或是走路的力量不足，脚踩在地上感觉不太真确，走起路来轻飘飘的。

颈脊椎脊髓神经内肿瘤切除手术是相当精细的医疗行为，必须在显微镜下进行，手术刀及镊子等手术器械的尖端都非常细，直径为1毫米左右，大小和钢珠笔的笔尖差不多。

为江晓蕙进行如此精细的手术时，蒋永孝从她的后背颈椎处下刀，锯开颈椎，先打开最外层的脊膜，接着打开蛛网膜，再沿着正中线打开神经，显露出包覆在里面的肿瘤组织，最后小心翼翼地把神经和肿瘤剥离，将肿瘤切除取出。

蒋永孝说，这种手术非常精细，不容稍有闪失，否则受术患者可能从此瘫痪，再也站不起来。选择沿着正中线打开神经，主要是每个人在发育时脊椎神经的正中间有条缝，沿着正中线下刀，可将对神经的伤害降到最低。

◎ 手脚发麻　后遗症难避免

不过，脊椎神经正中线旁边有后柱神经传导路径，再怎么精细的显微手术，还是难免会伤到这个部位，留下程度不一的后遗症。

后柱神经传导路径负责全身的本体感觉，比如知道手、脚等肢体的相关位置，清楚知道身体在哪里，察觉脚踩的地面平不平及软硬程度，而这也是江晓蕙术后初期走路有如漫步在云端、感觉不确实的主要原因。

手术至今已快4年，她的双手还是会麻，从臀部到两侧脚底也常有麻麻的

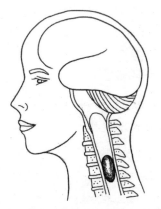
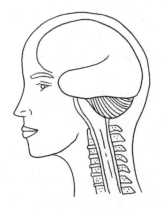

颈椎脊髓内室管膜瘤手术前　　　　　颈椎脊髓内室管膜瘤手术后

感觉,她因此不再穿拖鞋,免得感觉变差,连拖鞋掉了都浑然不知,那就糗大了。

尽管如此,江晓蕙已非常知足而感恩,毕竟发现得早,她才逃过瘫痪甚至死亡的悲惨命运,迎向依旧精彩的人生。

或许是经历过如此重大的疾病,重获健康的她变得更开朗,凡事不再想东想西,做就对了。那次手术以来,她已参加过三四次长跑,这是之前不曾想过的疯狂事。

"反正都生过这么大的病了,没什么好担心的,很多事就去尝试一下啰!"

江晓蕙说,对绝大多数人来说,走路或跑步是再普通、再简单不过的事,对她却是个大问题,每跨出一步,脚就像绑了沙包似的,十分沉重,没多久就觉得累,因此,每次报名参加全长9千米的长跑活动时,她都是跑前半段,接着再走完全程。她笑说反正重要的是参加,不在过程及结果。

就因脚力受限,术后第一次离开台湾,她特地去征询蒋永孝的意见。"你当然可以出国啊!"他又补上一句,"我有些病人从很远的地方来,手术后都可以回国,你都已经痊愈了,为什么不能出远门?"

她想想确实如此,"人生苦短,就是要开心一点。"

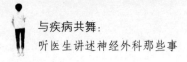
室管膜瘤　Intramedullary ependymoma

　　脊髓神经内最常见的肿瘤是室管膜瘤，好发于35~40岁成人，成长很慢，不易出现症状，当肿瘤大到压迫神经并出现症状时，患者才会就医并被诊断出来，而脊椎内的脊髓也可能引发病变，导致手脚瘫痪及剧烈神经痛。诊断以MRI检查为主，手术大都可将肿瘤全数切除，术后恢复情形通常依据术前症状而定，术前症状越多，功能恢复越不容易。

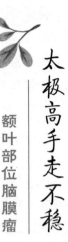

太极高手走不稳

额叶部位脑膜瘤

那颗脑瘤比鸡蛋还大，少说也在脑袋里长了十几年，早已压迫到周边的神经。回想起来，2016年春天，走进办公室时毫无预警地差点跌倒，以及事后的跛行，应该就是那颗肿瘤所致。

生病，对简乔治来说，一直是很遥远的事，直到有天他走进办公室时差点跌倒，才对生病这事有了全新的体会和认知。

跌倒是挺常见的事，很多人都曾碰到过，没什么大不了，但简乔治练了30年太极拳，下盘很稳，平衡感绝佳，跌倒对他来说绝对是大事。也因那次经验，他才惊觉健康可能出了问题，就此展开一段惊奇的就医之旅。

事情发生在2016年的四五月间，有天他到屏东拜访客户，中午应酬喝了些酒，下午搭高铁回台北，他记得那天非常热，一走进高铁左营站就赶紧买瓶水猛灌，补充流失的水分，哪管那瓶水竟要价七十几块钱，贵到不行。

回到台北的办公室，才走出电梯，整个人突然往前倾，差点跌倒，把他吓出一身冷汗来。惊魂甫定之余，他赫然发觉两条腿不太听使唤，走路一拐一拐的，但他并不以为意，认为可能是当天南下出差中暑了，休息一下就没事。

他深信，太极拳是运动，是生活态度，也是养生之道。只要没下雨，也没开会，简乔治每天中午都会走路到附近的公园练拳，活动一下筋骨。

那几天，看他走起路来怪怪的，且越走越沉、越走越慢，同事们纷纷上前关切："你怎么了？"

"没事、没事，可能只是中暑而已。"

◎ 嗜睡没力气　生活作息改

话虽这么说，简乔治却开始觉得不对劲，原本服药控制良好的血压，那阵子收缩压常飙到200毫米汞柱以上，高出130毫米汞柱的标准值一大截。

此外，他的体力也明显下降，常动没几下就没力气，而且还并发嗜睡现象，晚上一到八九点就倒头大睡，连太太也觉得奇怪。

"我是习武之人，身强体健，体力没问题。"他也百思不解，多年来养成晚上十至十一点就寝的规律习惯，怎么突然间变调了？

到了中秋节前后，每天上班都很忙，他回家就像泄了气的皮球，倒头就睡。

"你是怎么了？""我没事啦！"每次老婆关心时，他就没好气地回了一句。

就因为累，他整天懒得动，有时还请上午半天假，就是不想出门上班。除了累和烦，他的脾气也变得暴躁，常对同事大嗓门，把办公室的气氛搞得很紧张。

他的这些改变，连乖巧的二女儿也看不下去，直觉有问题。直接上网帮他预约台北医学大学附设医院的门诊，且一次挂了骨科、心脏内科两个医师的夜诊。

对于宝贝女儿的一番孝心，他似乎不太领情。"我太忙了，没空就诊啦！"简乔治说，周一到周五他要上班，周六、周日则要上课，忙都忙死了，哪有时间去医院。

不过，在老婆大人坚持下，他还是乖乖听话。在前往北医附院就诊前，他先到一家医学中心检查走路一跛一跛的毛病。

才推门走进诊室，那位颇有名气的骨科医师开口就问："你的脚会不会痛？"

"不会。"他刚说完，只见那位骨科医师立即要跟诊护士取消挂号："脚不会痛，就不是骨科的事。"

他当场傻眼。"我都还没坐下来，就被拒诊，这也未免太夸张了吧?！"

更让简乔治生气的是,他一下班就赶到那家医学中心,等了一个多小时才看到医师,没想到却遭如此对待。有过这次不愉快经验,他对就诊更加没有兴趣。

◎ 骨骼做检查　退化如老翁

到了女儿帮他预约夜诊的那天,傍晚下班后,太太开车到公司接他,打算载他到北医附院就诊,他也是面有难色,百般不愿意。

"好啦好啦!不去看诊就算了。"他太太也不想勉强,没想到那天路上堵车,简乔治心想,一路堵回家恐怕也要一两个小时,与其把时间浪费在路上,他干脆叫太太右转算了,往北医附院开去。

他先到骨科就诊,骨科医师一样问他痛不痛,"不痛!""既然脚不会痛,那就改挂其他科好了。"

眼看旧事即将重演,他耐住性子把先前的就医经验说了一遍。听他这么一说,骨科医师也觉得有道理,开单要他先去拍摄X线片。

再次回到诊室,X线检查的影像数据已传输进来,那位骨科医师脱口而出:"你是不是都没在运动?"猛一抬头,当下惊呼,"你……你不像五十几岁的人。"原来X线检查呈现的是一身严重退化的骨骼。

这对简乔治又何尝不是震撼。习武数十年,他自认身体非常硬朗,如今被医师形容成如此老朽模样,真是情何以堪。

拖着沉重步伐,他转到心脏内科就诊,约略说一下最近的血压变化。听完后,看诊的心脏内科医师也没多说什么,就把病历拿给跟诊护士,由她打印药单和批价单,而他也起身准备离开。就在这时候,一件让他觉得超神奇的事发生了。

◎ 伸手会颤抖　脑部长肿瘤

"你用拳头打我的手掌。"

"什么?"简乔治完全搞不清楚那位心脏内科医师的用意,瞪大眼睛再问一次:"你真的要我打你一拳?"

只见医师点点头,伸出手掌,而简乔治也真的出拳打了一下,但基于礼貌,只用了几分力,意思意思而已。

"你知道你的手会抖吗？"

"我不知道。"突然被问，简乔治也被搞得丈二和尚摸不着头脑，只好虚应回了一句。

那位医师要他先坐下，并要他立即到急诊做进一步检查。

"到底发生了什么事？"

"呃……"

"是我的血压有问题吗？"

"你的血压问题不大，我会处理。"医师摆明说，从手抖这个症状，他怀疑毛病可能来自于脑部。

那真是晴天霹雳。简乔治当下嘀咕："我只不过来门诊检查高血压，怎么一下子说我脑部有问题，还要我立即去急诊检查？"

他形容那种感觉就像是到银行存款，却莫名其妙被带到信托部办理信用贷款，不是很舒服。

简乔治虽百般不愿意，最后还是在太太陪同下，直接转到急诊室，接受磁共振成像检查。不久，一位神经内科医师走过来告诉他，他的脑部长了一颗肿瘤，建议他开刀治疗。

"好。"惊魂甫定后，他很干脆地答应，心想反正开刀是很久以后的事，到时候再说。

没想到那位医师接着说，手术就选在隔天，并要他立即办理住院手续，当晚就住进病房。

他听完急呼不行："我明天有个重要会议，非得参加不可。"

"你再考虑一下，否则就签字表示你是自愿离开的。"医师见他态度坚决，当下请他再多考虑一会儿，不要太早做决定。

半小时后，医师再问一次，简乔治还是坚持回家。

"你知不知道，你现在走出去的话，30%的概率会发生癫痫，甚至中风！"

医师的这些话，可把他吓死了，他一直以为自己只不过是中暑或感冒而已，小事一件，没想到竟是如此严重，当下二话不说办好住院手续，当晚就住进病房。

◎ 脑瘤鸡蛋大　潜伏十几年

简乔治说，手术过后，有些事他还记得，有些事则忘光光了。

他记得，开刀前蒋永孝到病房看他，说明手术方法及可能的风险、并发症，其中一项就是术后记忆力可能变差，"有些事情，可能会从此忘记。"

才听完，他立即拿出随身携带的平板计算机，把银行帐户、密码等数据全写下来，免得以后再也想不起来，那就糟了。

蒋永孝见状也不禁笑了起来，直说那只是个小手术，不用那么紧张。话虽如此，那台手术还是足足做了9个小时才结束。"对我来说，那可不是一般的小手术，绝对是大手术。"简乔治如此说。

他说，那颗脑瘤比鸡蛋还大，少说也在脑袋里长了十几年，早已压迫到周边的神经。回想起来，2016年春天，走进办公室时毫无预警地差点跌倒，以及事后的跛行，应该就是那颗肿瘤所致。

所幸，他遇到了蒋永孝和心脏内科医师这两位贵人，才能化险为夷。要不是心脏内科医师突然发觉他有手抖的症状，怀疑脑部可能长了肿瘤，进而要他立即转到急诊接受磁共振成像检查，就不可能揪出那颗如鸡蛋大的肿瘤来。至于蒋永孝则以他精湛的刀法，把那颗肿瘤切除干净，没有留下任何后遗症。

他甚至觉得，术后他的身体比以前好很多，逻辑及判断力也更上层楼，现在的他就像是升级后的2.0版，战力更强。

他妹妹常笑他，脑袋长肿瘤的这10年来，都可顺利攻读一个博士学位了，如今没有肿瘤随时作怪，绝对可以再去念个博士。

对年过半百的简乔治来说，再去攻读第二个博士学位已没多大意义，偶尔停下脚步检视自己的生活步调，不再忽视健康，才是重要的事。

◎ 脑瘤致水肿　压迫功能区

蒋永孝说，简乔治罹患的是脑膜瘤，一般通称为脑瘤，长在右前额叶附近，引发脑水肿，且越来越严重。水肿从右前额叶往脑的后方一路蔓延过去，一旦压迫到运动神经区，就会影响手脚的运动功能；若压迫到其他功能区，就可能造成短期记忆衰退、注意对侧不集中、对事情判断变得迟缓等症状。

他采用的是一般的显微手术，由于手术路径正确而精细，没有伤及周遭太

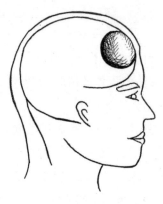

简乔治脑瘤示意图

多的脑组织，简乔治在手术隔天就从加护病房转到普通病房休养，持续施打类固醇，一周后就出院了。

蒋永孝解释，脑膜瘤经手术切除后，水肿有时候会越变越大，必须点滴注射类固醇来控制脑水肿的程度，免得脑水肿在术后又大幅度变化，进而导致生命危险。

这是个重要的防护措施，临床上偶尔会出现病患术后本来好好的，还可以和医护人员打招呼，却在喝了一大杯豆浆或一大碗汤后，陷入昏迷，就是因为大量补注水分，导致脑水肿加剧。

人的脑内部都有一定的空间，可以容忍某个程度以下的水肿，一般感冒引发的脑水肿并不严重，顶多只诱发头痛，不至于危及生命。反观脑瘤术后的脑水肿通常较严重，就有可能超过脑部空间的极限值而导致生命危险。

颅内手术，肿瘤越靠近表面，伤口越大，反之则越小，这是因为要切除越靠近表面的肿瘤时，手术器械越容易被头盖骨挡住，必须取下更大块的头盖骨才行。不过，蒋永孝强调，手术的重点不在头盖骨取下的尺寸大小，而在如何找到最佳的施术通道，唯有找到最佳的通道，才能将对周遭脑组织的影响降到最小。

就长在靠近颅底的脑膜瘤来说，蒋永孝通常会从患者的颅底进入施术，尽可能把影响手术进行的骨头切掉，腾出空间，以利手术施行。

手术器械从颅底往上穿过去后，就可抵达肿瘤的底部，再慢慢把肿瘤组织一块块挖下来，直到挖完肿瘤为止。

这种肿瘤摘除手术，通常必须做好 3D，分别是 Devascularization，断根，把供应肿瘤的血管切断；Debulking，掏空，把肿瘤掏空，但外围脑瘤组织的那层皮还在；Dissection，剥离，把有如泄了气的皮球般的外围脑瘤组织剥下、取出。

简乔治的脑膜瘤长得较不规则，手术难度较高，蒋永孝还是顺利完成，且术后未留下后遗症，让他满意极了。

◎ 幸运遇良医　术后得新生

从发病、就诊到开刀，事后简乔治回想起来，总觉得上天自有安排。比如说，一群博士班同学相约到琉球旅游，他本来也报名了，没想到出游前两周突然住院开刀，经历人生最大的起伏。

"要是没有那次就诊，和同学到琉球旅游，可能会要了我的命。"简乔治心有余悸地说，长在脑袋里的那颗肿瘤，就像不定时炸弹，在起降时压力会变化的飞机上，病情随时可能变化，后果让人不敢想象。

每次想到这里，他就对能重新捡回一条命感到无比神奇，也对蒋永孝充满了敬意。

从术前到术后的接触中，他认为蒋永孝术德兼备，是个超级和善的人。有次他到北医附院回诊，隔着帘子听到蒋永孝和患者对话，只不过是教对方如何找到缓解疼痛的方法，就花了整整15分钟，细心、耐心、加上无止尽的爱心，让他打从心底佩服。

术后隔天，简乔治几乎没办法走动，即便在二女儿搀扶下，也只勉强走了30米，对他是个很大的打击："明明才五十出头，却像个九十几岁的老头子，那种感觉真糟。"蒋永孝见状，立即好言劝他，为了日后的大半辈子着想，再苦再累也要多走、多运动。

术后那几天，他就常撑着拐杖，慢慢从病房走到台北医学大学校园，强迫自己多运动。也许是毅力，也许是长年打太极拳打下的基础，他体力恢复得相当快，没多久就康复出院，重返职场。

回顾2016年那个春季以来的点点滴滴，简乔治以"神奇"两字形容，他也把出院后的每一天，当成重生之旅。

额叶部位脑膜瘤 *Convexity meningioma*

额叶表面脑肿瘤，会依距离脑中线的远或近，而有不同临床症状。临床症状包括癫痫、头痛、肢体无力、语言困难与视力减退，一旦出现症状，就要考虑手术切除，一般术后恢复良好。

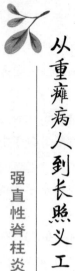

从重瘫病人到长照义工

强直性脊柱炎

蔡铭俊从没想过人生会走到这个地步，万念俱灰，随时都有轻生的念头。问题是，想一死了之，却连弄死自己的力气都没有，真是可恨、可悲到了极点。迫不得已，他住进离家不远的一家长照中心，整天瘫在床上，进食、洗澡、大小便全由看护一手包办。

从手术室推到恢复室不久，麻药还没完全消退，四周空无一人，一片死寂。睁眼望去，只见一片白闪闪的亮光，身体也没有任何疼痛感。

"我是不是走了？"

蔡铭俊心想，走了也好，至少走得无病无痛，走得爽快。

迷迷糊糊间，有人推门进来，低头在他耳边轻声说话："阿兄，手术很成功。"他才被拉回现实，"原来我没死，还活得好好的。"

那是发生在2016年8月18日晚上九点多的事。走过生死，那种重新回到人间的感觉太强烈了，蔡铭俊想忘也忘不了。

蔡铭俊65岁，嘉义梅山人，从小就跟着父母亲在山上干活，春末夏初麻竹笋盛产时，天还没亮就得上山挖笋，再挑着一篓篓的笋子到市场卖；秋风吹起，芦柑开花结果,又得到果园除草施肥,课余时间几乎都在务农。也许是从小长期劳动打下的基础,他的身体健康,少有病痛。

政大法律系毕业后,他通过考试,顺利进入公务体系,在台北市政府当了一辈子公务员,2004年退休后,开始享受人生,日子过得惬意。2016年清明节,他一个人开车回梅山老家扫墓、探望年逾九旬的双亲,当时身体还好好的,没想到从南部北返后,就出了状况。

◎ 后颈先剧痛　手脚再发麻

他清楚记得,有天早上,骑摩托车上街买菜,隐约觉得后颈有点痛。他直觉可能是睡觉时落枕,或是不小心扭到脖子,加上骑车在不平的马路上颠簸才引起的,也没放在心上,回家拿毛巾热敷,再到药局买条凝胶来擦,但效果有限。

没多久的一天早上,他被从颈椎后侧传来的剧痛给痛醒,那是他一辈子也忘不了的痛,痛得他真想自杀算了。他赶紧拿毛巾热敷,也擦了止痛凝胶,却一点效果也没有,只好上网找医师,立刻挂号。

来到新北市某家医院时,看诊的外科医师要他别着急,先去拍摄X线片再说。看完X线片子后,那位医师也没多说什么,就直接开止痛药给他,并要他去买个软式颈圈,必须连续戴3个月。

既然医师都这么说了,蔡铭俊也不敢多问,回家后按时吃止痛药,也乖乖戴上颈圈,心想过一阵子颈椎疼痛就会消失,但日子一天天过去,痛还是痛。

更让他忧心的是,就诊后不到半个月时间,他的手指和脚趾头开始发麻,有次上洗手间,甚至麻到双脚无力站起来,只能无助地坐在马桶上休息,过了一会,再拼了全身力气才勉强脱困。

那次的马桶惊魂,让他惊觉事态不妙,赶紧在朋友介绍下,前往新北市另一家医院求医。内科医师看了他的颈椎X线片,也觉得不对劲,征得他的同意后,转给该院外科主任接手。经进一步的颈椎磁共振成像(MRI)检查,那位外科主任诊断是骨质增生压迫神经,随即安排他住院,几天后就动了微创手术。

术后住院10天,他终于高高兴兴地出院回家。两个周后回去复诊,赫然发现打在左侧颈椎的两根钢钉竟有一根松脱了,那位外科主任要他先别紧张,建议再动一次刀,只要把那根钢钉锁紧就没事。

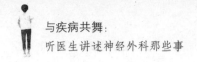
◎ 强直性脊柱炎　引发颈部骨折

一次惊吓就够受的了,哪可能再来第二次!蔡铭俊根本不打算让他再开刀。回家后再次上网,发现北医神经外科主任蒋永孝的风评不错,随即挂好号,并把先前做的X线及MRI检查资料带在身边,转到北医就诊。

蒋永孝仔细看了那些影像检查结果,脸色有些凝重,建议他住院开刀,否则病情将迅速恶化,后果难测。

原来,蔡铭俊长年饱受强直性脊柱炎这个老毛病之苦,从脖子、胸部到腰部的脊椎都硬梆梆的,只有一节颈椎可勉强弯曲、转动。不幸的是,那节颈椎最后也因过度使用而骨折,导致神经压迫,引发麻、痛、感觉丧失及无法行动等一连串症状。

蔡铭俊在2016年8月15日住院,18日开刀。为了避免翻身又引发骨折,造成更大伤害,蒋永孝先利用"Halovest"这种脊椎外固定器,将他的颈椎固定起来,小心翻身后才动刀,接着切除增生的骨头,缓解神经压迫,并在颈椎后侧打上八根钢钉,将骨折断裂的那节颈椎牢牢固定住。

那台刀从下午3点多开到晚上9点多才结束。被推到恢复室时,蔡铭俊体内的麻药还没完全消退,人不是很清醒,只觉得整间恢复室空空荡荡,没有其他病人。躺在病床上,望着天花板,一大片白花花的强光,照得他几乎睁不开眼,要不是弟弟那声呼唤,他还以为自己已经死了,正在前往天堂的路上。

麻药完全消退后,他发觉后颈部4厘米的手术伤口竟然没什么疼痛感;反观先前在新北市那家医院做的微创手术,却痛得他直想飙脏话骂人。大伤口不太痛,小伤口却痛得死去活来,让他难以想象。

◎ 术后勤康复　不愿终身卧床

那天半夜,蒋永孝依例巡房,走在病床边用力握着他的手,接着又用手压着他的脚,要他用力顶回去。"有力!"蒋永孝见他力道十足,满意地点点头,"果然有力。"

这也难怪,蔡铭俊深怕再过术前那种整个人瘫在病床上、由看护把屎把尿的悲惨日子,从转到普通病房那天起,只要精神及体力许可,就努力康复。除了用手夹珠子,训练手指灵活度外,他更强迫自己下床,撑着助行器在病房内一步一步练习走路。他深信,运动会带动神经运作,加速康复。

咬紧牙关密集练习下来,他的手指头已灵活到可拿筷子吃饭,穿衣服也不再假手于人,手脚肌力更是明显进步。

看了这一切,蒋永孝满意极了。蔡铭俊是强直性脊柱炎导致颈椎骨折,就医时已相当严重,除了开刀固定颈椎,术后更要积极康复,把肌肉练得强壮,才能提供颈椎较好的支撑性,进而摆脱长期卧床的命运。

颈椎断裂是大毛病,不是一朝一夕造成的。蒋永孝表示,强直性脊柱炎是自身免疫性疾病,患者的骨骼强度原本就差,若又遭受外力撞击,就容易骨折断裂。

他分析,2016年清明节过后,蔡铭俊的颈椎就已出了问题。5月底在洗手间站不起来时,颈椎可能已经持续恶化并断裂压迫到脊髓神经,才导致手脚麻而无力。

那时候,他的手指头麻麻的,手摸东西没有感觉,手指好像没连在身上似的,一切都轻飘飘的。不仅没办法拿筷子,就连最平常的穿衣服,手指也感觉不到钮扣和扣孔的形状及位置,根本无法把扣子扣好,穿衣服成了不可能的任务。

接下来,他的双脚也逐渐瘫软无力,整天只能无助地躺在床上,日常生活全得仰赖别人的协助。

◎ 生活难自理 一度万念俱灰

"我就像个废人。"蔡铭俊从没想过人生会走到这个地步,万念俱灰,随时都有自杀的念头。问题是,想一死了之,却连弄死自己的力气都没有,真是可恨、可悲到了极点。

迫不得已,他住进离家不远的一家长照中心,整天瘫在床上,进食、洗澡、大小便全由看护一手包办。也因此,新北市另一家医院的外科主任决定帮他开刀时,他虽然有点害怕,却也充满期待,只是一根钢钉松脱的意外发展,让他有些失望。

还好,蒋永孝那台手术相当成功,住院休养几天后,他就出院回家了,只需每个月回医院复诊一次就行。前两个月,他都坐着轮椅进诊室,到了第三个月就直接走进去,复原速度超乎预期。

为了奖励自己永不放弃的辛苦付出,他常请看护到吴兴街上买牛肉面,只因蒋永孝曾建议他不妨多吃牛肉,补充营养及体力。就是这种充满互动的医患关系,两人碰面时,通关密语就是:"你今天吃牛肉面了吗?"

他永远记得,术后第一次拿筷子,夹起一块牛肉往嘴巴送的那份悸动,吃着吃着,泪水就成串滴了下来,热热咸咸的。

那一瞬间,生病倒下后的酸甜苦辣全都涌上心头。他曾自暴自弃地认定自己已成为废人,对人生也无期待,多次想从医院的楼顶往下跳,却连从轮椅上站起来的力气都没有,只能颓然泪眼以对。

看着自己能再度站起来,蔡铭俊欣喜而自豪地说,这是毅力加上鼓舞的成果。回想他当时要到医院开刀时,小区的左邻右舍纷纷为他加油打气,要他一定要好好地活着回来,为小区多做一点事。

他记得那些鼓励与祝福,出院后不仅很豪爽地出任小区管理委员会的主任委员,还加码到先前他进住的那家长照中心当义工,日子过得繁忙而充实。

◎ 重新再站起　发愿要当义工

到长照中心当义工,其实还有段小插曲。一辈子从未开过刀,蔡铭俊对侵入性手术有莫名的恐惧,第一次被推进手术室时,他就暗自发愿,若手术能顺利成功,出院后一定会回去当义工,回馈社会。

想到术前无助地瘫在长照中心病床上,再看看周遭正常人可以正常走路、正常生活的模样,他有着无限感慨,才会选择回到以前待过的地方,帮那些仍瘫在病床上的无助患者。

"我很幸运,老天也很眷顾我。"蔡铭俊相信果报,自认这辈子心存善念,救过不少人,比如走在路上遇见交通事故,他会主动上前关心,若发现事故现场有人不幸往生,也会找来报纸盖在亡者身上,免得曝尸街头。或许就因默默积了不少阴德,老天才会在他最落魄无助的时候出手帮他。

就是这种好打抱不平的个性,让蔡铭俊常忙得团团转,一刻也不得闲。术后至今,他每天除了要处理小区大小事务,到长照中心照顾卧床病人,还要上市场买菜、回家煮饭、打扫及洗衣,一切都自己来。他常自嘲是天生的劳碌命,女人会的事,他全都会。尽管如此,他却忙得很有成就感,且乐在其中。

他常说,蒋永孝开刀解决了他的所有问题后,他有种重生的感觉,比中乐

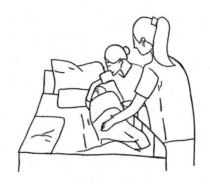

蔡铭俊手术前

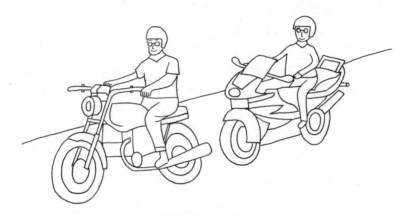

蔡铭俊手术后

透还高兴。到长照中心当义工,他就当是回馈,一点也不觉得苦,"以前人家喂我吃饭,现在换我喂别人吃饭,是件很自然、也很幸福的事。"

现在的他,常骑着摩托车到处玩。有时候,他会先到内湖载朋友,再上阳明山竹子湖看海芋,到小油坑看天然硫磺气,然后从阳金公路骑到金山老街吃鸭肉,或到野柳大啖海鲜,最后沿着滨海公路往东骑,从汐止绕道回家。如此玩一整天下来,油钱还不到100元,却可玩得尽兴。

有时心血来潮,他甚至开车上北宜高速公路,到宜兰走走、泡泡温泉,悠闲地消磨一天时光。

"活着,真好。"他笑得可开心了。

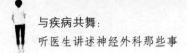

强直性脊柱炎 Ankylosing spondylitis

强直性脊柱炎是一种自身免疫性疾病，主要影响脊椎关节，时间一久会导致脊椎活动丧失，整个脊椎从颈部到骨盆都不能动，身体变得非常僵硬。长期发炎导致很多骨颈增生，进而造成关节间和椎体间的融合，一旦遇到外力冲击，因脊椎已失去柔软度，很容易产生不稳定骨折，治疗上也较一般脊椎骨折困难。

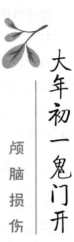

大年初一鬼门开

颅脑损伤

诊断证明上面写着:复杂型创伤性脑损伤并硬脑膜下出血、蛛网膜下腔出血及颅内延迟性出血、右脚趾骨折。除了最后一项,其余都会致命。急忙赶到北医附院探视他的朋友满脸愁容:"这家伙九成以上会死,颅内的出血量太大了。""就算救活了,也会有想不到的后遗症。"

农历大年初一是充满节庆喜气的日子,但对王明成来说,2017年的大年初一却是他这辈子最难熬的一天。

那天一大早,他被街上商家此起彼落的鞭炮声吵醒,简单梳洗,吃过早餐后,一如往常下楼,走到对面街角的便利商店买报纸。才下楼走没几步,就被一辆高速而来的机车撞个正着,整个人弹飞出去,左侧头部重击地面,当场血流如注,不醒人事。

"王爸爸在家吗?"在对面街上开水电行的老板见状,赶紧放下手边工作,跑过来了解状况,觉得倒在血泊中的伤者好像就是邻居王明成,立刻冲到他家楼下,透过对讲机问了一句。

"有什么事吗?"拿起话筒,王家女儿被问得满头雾水。

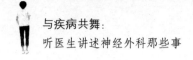
"你爸爸出车祸了。"

匆忙挂上话筒，王家两个女儿和王太太三步并两步冲下楼，认出躺在路边的伤者正是王明成，立刻打119呼叫救护车，把他送到不远处的台北医学大学附设医院急诊室。

急诊科主治医师和护理人员看他伤得如此严重，简易处理后，马上送进手术室，由神经外科主任蒋永孝操刀，足足做了4个小时才结束。

◎ 车祸重创头部　存活机会渺茫

"我这条命是捡回来的。"王明成是外科医师，开了三十几年的刀，相当清楚自己的状况，当时若不是立即就近送到北医附院，再由医术高超的蒋永孝操刀，他这条命早就没了。

他拿出诊断证明，上面写着：复杂型创伤性脑损伤并硬脑膜下出血、蛛网膜下腔出血及颅内延迟性出血、右脚趾骨折。除了最后一项，其余都会致命。

一位在医界及政界很有名气的朋友听闻消息，第一时间赶到北医附院，看着王明成车祸受伤后的脑部计算机断层扫描（CT）片子，也不禁摇头，问了一旁的家属："伤得这么重，要不要转到其他医学中心？"

另一些急忙赶到北医附院探视的朋友也是满脸愁容："这家伙九成以上会死，颅内的出血量太大了。""就算救活了，也会有想不到的后遗症。"

这也难怪，他的左侧颅内严重出血，脑压飙高，要不是在最短时间内被送进手术室动刀，即使勉强捡回一条命，也会留下明显的后遗症。

颅内大量出血的头部外伤，开刀后的6个月是复原期，至关重要，如果未把握这段复原的黄金时间努力康复，会留下反应变慢、动作迟缓、行动不便及语言功能变差等明显的后遗症。王明成当然知道这道理，就算康复再累再苦，他都咬紧牙关撑下来，期间的痛苦，不足为外人道。

就拿再熟悉不过的中文来说，王明成常常是知道这个字的意思，却怎么也想不出该怎么念、怎么写，只好用其他意义相近的字取代，或者干脆先用注音符号写下来，以后再慢慢补上。

这对曾勇夺台湾地区作文比赛高中组第一名的王明成来说，是个相当残酷的打击。他心想，自己年纪还不到七老八十，而且有一群老病号等着他回去看病，因此术后医院安排的肢体、心理及语言等康复治疗，只要时间许可，一定全程参加。

◎ 认真勤做康复　早日重披白袍

这一路走来,他真的很认真,因为他清楚,对一个头部外伤导致颅内大量出血的患者来说,康复是术后唯一的救赎。只不过,半年的康复期太长了,他心心念念的是早点复原,早点回到诊所,继续照顾多年来一直不离不弃的老患者。

就因意志如此坚定,王明成在1月28日大年初一那天车祸受伤,3月6日出院,3月底他就回诊所看诊了,很多老病号根本不知道眼前的医师才从鬼门关前绕了一圈回来。

再次面对患者,他唯一的改变就是放慢脚步,一来是伤后身体仍虚,二来是心态有了很大的转折。

王明成笑说,以前他像个拼命三郎,早上从8点看诊到中午12点,吃过午饭,稍稍休息一下,再从下午3点看到晚上10点。下诊后,又马不停蹄赶到多家外科医院开刀,回到家上床睡觉,往往已是凌晨三四点了。

才睡三四个小时,早上7点又得起床,同样的工作重新来过一遍,只有假日才能稍稍喘口气。

他配合的外科医院多达八家,也都有合作愉快的麻醉科医师。晚上10点多开始的外科手术,只能以跑场形容,王明成到甲医院时,A麻醉科医师已做好术前准备工作,他就直接进手术室。接下来赶到乙医院,B麻醉科医师也已准备妥当,他立即手术,一点也不浪费时间。

那些年里,除了假日,他这种夜间手术人生几乎天天上演,有时一个晚上跑四五家医院,经常忙得不知今夕是何夕。

◎ 放慢生活步调　不做拼命三郎

"那真是段拼命干活的日子!"如今回想起来,他也不禁唏嘘,直言经过大年初一那场突如其来的车祸,侥幸捡回一条命后,他现在已学会珍惜健康及生命,不再是拼命三郎。

如今,他把家人摆在第一顺位,守着另一半和两个女儿,虽然诊所照常营业,但只看上午诊,其余时间不是陪陪家人,就是回北医附院康复治疗,或是到医事团体帮点忙，生活恬适悠然，享受当下的美好人生。

说到康复，术后恢复意识一周后最辛苦，他逼着自己每天看报纸，虽看得懂新闻内容，却有一半的字不知道怎么念，有种似曾相识的感觉。

突然变成这副德性，说不沮丧是骗人的，只好重新来过，一个字一个字重新慢慢学起。王明成就把那些念不出来的字写下来，再请夫人当老师，一次又一次念给他听，把学字当成一种磨练。

"她是我的领导，我的老师。"只要有不会写的字，他立即找心爱的老婆帮忙，而她也从不拒绝，超有耐心地一教再教。

此外，他还重拾写日记的习惯，把每天的大小事全都写在随身携带的小册子上，比如几点几分和哪个人说了哪些话，几点几分又到哪个地方做了哪些事，一五一十、巨细靡遗地记录下来，就为训练自己的文字能力，重新和那些曾经熟得不能再熟的中文字"做朋友"。

对一个年过六旬的人来说，这是不足为道的事，他却甘之如饴，只因为爱。走过生死关头，他对爱有了全新的诠释与体会，以前为了工作，他总是没日没夜地打拼，今后他会将时间尽可能留给家人，享受天伦之乐。

手术以来，王明成总会定期回诊，有次他向蒋永孝这位救命恩人抱怨，100个中文字中，他几乎每个字都会念，却有一两个字写不出来，一定是后遗症使然。只见蒋永孝笑着说："我也是这样啊！"逗得他开心极了。

颅脑损伤　Traumatic brain injury

通常来自于外力冲击，从轻到特重可分不同等级。台湾每年约有10万名颅脑损伤病人，其中85%为轻度脑外伤，大部分经急诊治疗即可返家观察，头痛和呕吐是常见症状，需密切观察，如有意识模糊、喷射性呕吐与呼吸困难等情形，就要立即就医；另外15%则为中重度颅脑损伤病人，需住院或在加护病房接受治疗，有时需紧急开颅手术减压或移除血块。中重度颅脑损伤病人的恢复情形，主要是依据脑受伤严重度与脑血肿部位而定，尤其需要完善的团队照护。

罹患这种病的名人有：

● 德国F1赛车手舒马赫（Michael Schumacher）

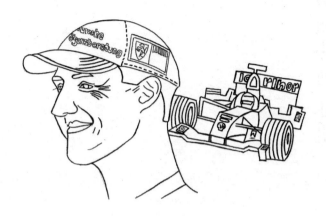

德国F1赛车手舒马赫

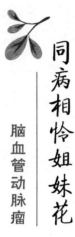

同病相怜姐妹花

脑血管动脉瘤

　　被推进急诊室后，一位值班医师清楚告诉她状况很不好，一定要马上手术治疗，但运气好的话，术后也可能会半身不遂，再差一点则会变成植物人，最糟的情况是刀开到一半人就死了。听了这番话，黄椿燕眼泪掉个不停，心情跌到了谷底。"怎会是这样？"她心中不断呐喊，"我只不过突然晕倒而已啊！"

　　黄椿兰和黄椿燕是对姐妹，椿兰大椿燕3岁，看起来却年轻许多。两姐妹同时出现时，她常被当成妹妹，让她在得意之余，也多了些感伤。

　　在黄椿兰眼中，妹妹椿燕既勤奋又有生意头脑，年纪轻轻就带团当导游，主攻国内各大景点，累积了一大群忠实客人，常接团接到手软，没空休假，也没时间谈恋爱，耽误了姻缘。

　　有失必有得，全心全意贯注在事业上，让黄椿燕闯出一片天。眼看形势大好，她花了七八百万元购买一辆大型游览车，还请了一个司机，全心投入旅游业，自己则是"校长兼撞钟"，既是老板，也是伙计，该带的团还是自己带，并未假手于人。

就因全心投入事业，一刻也不得闲，身体的一些病痛都没放在心上，天真地以为只要工作再忙一些，就忍过去了，直到2001年底有次带团到基隆游览，她的想法才稍有改变。

◎ 带团忙工作　强忍头痛竟昏倒

黄椿燕清楚记得那天是12月1日，整团带到基隆时，人就觉得很不舒服，整个头又晕又痛。那天晚上，她把团员安置妥当后，早早上床睡觉，心想可能是白天淋雨感冒了，休息一个晚上就会好，隔天又是一尾活龙。

然而隔天早上醒来，除了头晕头痛外，她还吐个不停，但还是硬撑着虚弱的身子，完成那趟游览。带团回新竹后，她才赶紧跑去医院挂急诊，值班的神经内科医师觉得不太对劲，当下要她住院检查。

住院一周里，从抽血的理学检查，到脑部计算机断层扫描(CT)检查，她无一漏过，同时还接受临床治疗，但她认为没多大效果，就主动要求出院。

出院隔天，闲不住的她又带团到埔里游览。一整部游览车40位游客都是新竹乡亲，其中不少还是她的死忠老顾客。

那天，除了她自己经营的游览车外，还有另外三辆游览车一起出团，而她就是总领队，忙着招呼100多人大大小小的事，根本忘了自己才刚出院，身体还没完全康复。

果不其然，才从新竹出发不久，正当她在车上为游客介绍当天行程时，突然一阵天旋地转，眼前一片昏天暗地，站也站不住。"椿燕今天有点不一样喔！"那群熟识的老顾客七嘴八舌开起玩笑来，"该不会昨天晚上又没睡好吧。"

笑闹声中，看着她慢慢倒下去，全车的人都吓呆了，赶紧要司机大哥就近下交流道，直接开到苗栗头份的为恭医院。黄椿燕依稀记得，游览车慢慢停下来，有人背着她就往急诊冲，司机也赶紧打电话通知她的爸爸和姐姐。

没多久，黄椿兰急呼呼地赶到为恭医院，急诊室值班医师初步判断是出血性脑中风，病情相当危急，但该院并没有足够的医疗仪器及设备进行开颅手术，建议立即转院。

"我不要开刀！"迷迷糊糊中听到医师和姐姐的对话，黄椿燕出声反对，"事业是我的，游览车也是我的，我还有很多事要忙，不能就这样开刀。"

当时她心想，自己只不过是突然晕倒而已，不是什么大事，休息一下就好，

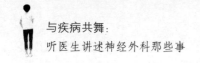

没必要进医院开颅剖脑动手术。但姐姐黄椿兰认为事态严重，不管她愿不愿意，当下决定转院开刀，较近的林口长庚医院临时腾不出病房，只好再找其他医院。

◎ 转院动手术　情况危急不乐观

刚好黄椿兰的先生有个朋友是"三军"总医院泌尿科医师，于是打电话征询意见，对方推荐神经外科主任蒋永孝术德兼备，是个不错的选择。她们不再多想，当下就将黄椿燕转送到位于内湖的"三军"总医院。

一到"三军"总医院，蒋永孝已在急诊室等候，对病情也有相当程度的了解，因为，为恭医院那位神经外科医师正是他以前的同事，已事先通报并详细说明黄椿燕的状况。

被推进急诊室后，一位值班医师清楚告诉她状况很不好，一定要马上开刀治疗，但运气好的话，术后也可能会半身不遂，再差一点则会变成植物人，最糟的情况是刀开到一半人就死了。

听了这番话，黄椿燕眼泪掉个不停，心情跌到了谷底。"怎么会是这样？"她心中不断呐喊，"我只不过突然晕倒而已啊！"

但这就是人生，一旦走到这一步，就算不喜欢，也得接受。黄椿燕何尝不是，面对突然倒下这个事实，她也非得接受不可。

蒋永孝从影像学检查中判定，黄椿燕是脑血管动脉瘤破裂才倒下的，从动脉瘤破裂处大量流出的血液，压迫到周遭的脑组织，一定要立即动刀，否则会导致脑部伤害，严重者甚至死亡。

他说，脑血管动脉瘤破裂就是出血性脑中风，且是最严重的一种。临床统计，1/4患者会在动脉瘤破裂时就死亡，其余3/4被紧急送医治疗的患者中，六成会留下很多神经症状，包括认知、语言、记忆及行动等功能障碍，另四成虽然未出现神经功能障碍，还是会留下头痛、头晕等较轻微的临床症状。

◎ 无症状脑部动脉瘤　处理棘手难发现

令人头痛的是，脑血管动脉瘤通常没有明显的不适症状，只有持续膨大进而压迫到旁边的神经，或是破裂出血，才会出现一些临床症状，可说是"无声杀手"，防不胜防。唯一的防范之道，就是定期做高阶健检，透过磁共振成像检查来确认脑血管是否长了动脉瘤,以及其位置、大小。

一旦确认脑血管长了动脉瘤,不管处不处理,都是两难。如果选择手术,可以利用动脉瘤夹,把动脉瘤的出口夹起来,得不到血流的持续灌注,动脉瘤就会像消了气的皮球般萎缩下来;若不采取外科手术的积极手段,也可以透过介入性的导管手术,把一团白金线圈塞进动脉瘤里,造成实质血栓,动脉瘤就不会破裂。

这两种处理方式都可以解除动脉瘤这枚不定时炸弹,但怕就怕在手术过程中若稍有不慎,不是伤及周边神经而造成新的神经功能障碍,就是动脉瘤突然爆裂,瞬间喷出大量血液,患者会因此而有生命危险。

如果害怕上述风险而选择不治疗,就得面对动脉瘤不知何年何月可能爆裂的风险,同样让人忧心。

因此,近来医学界出现一股主动评估动脉瘤破裂概率的声音,一旦概率高就选择手术治疗,反之则保守以对,定期追踪。

这或许是个折衷办法。一般认为,动脉瘤直径超过0.7厘米,或是长在主要的脑血管旁边,或是形状不规则,破裂风险较高,就应考虑手术治疗。

但就像铜板有正反两面,国外有一派医师认为,磁共振成像检查根本是庸人自扰的非必要行为;另一派则认为,及早检查、及早治疗,可避免动脉瘤破裂的风险,值得一试,至今仍无定论,但是疾病早期诊断仍然是最佳原则。

◎ 历经四次刀　鬼门关前走一遭

这些争议对脑血管动脉瘤已破裂的黄椿燕来说,已不具意义,立即送进手术室是当时唯一的选择,没想到这一开就没完没了。

黄椿燕算了算,她总共在医院开了四次刀。第一次花了十几个小时,蒋永孝先取下她的头盖骨,再仔细清除大脑里的血块。后来检查发现,大脑更深的部位仍有血块,又动了两次刀。

至于另一次,则是等大脑状况趋于稳定后,把植入腹腔内保存长达21天的头盖骨取出,重新装回头上去。

那次住院,前后长达41天。历经这辈子最大的变故,更在生死间走了一遭,让黄椿燕对人生有了不一样的看法。出院后,就把名下那辆游览车卖了,当个单纯的导游,有人找她就出团,没团可带也乐得轻松,在家陪陪爸爸妈妈,

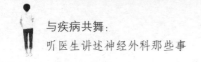

当个孝顺的女儿。

看着妹妹如此大的转变，黄椿兰有着特别的感受。她记得，椿燕第一次从手术室被送到加护病房持续观察时，人昏昏沉沉的，吐字也不清楚，就急着拿出纸笔，歪歪斜斜写了"行李……两天……"等几个字，看得陪在一旁的她满头雾水。

等转进普通病房后，黄椿兰才逐渐搞清楚，原来妹妹隔天还有一个两天的旅行团要带，所以才急着回家整理行李，带团出游。

"她就是个工作狂，"黄椿兰又好气又好笑地说，"才从鬼门关前转一圈回来，急什么急啊！"

黄椿兰帮忙算了算，那个月椿燕把工作排得满满的，根本没有休假日。突然中风倒下，所有工作当然都停摆，但也只停了几个月，她自认身体康复后，又开始上工。

只不过，术后黄椿燕出现左侧偏盲的后遗症，看不到左边的东西，也没办法同时看两样东西，为了安全起见，不管大车小车都不能开，就连摩托车也骑不得。从此，她出门就只能乖乖搭公交车，还好领有残障手册，搭车不用钱。

◎ 姐妹同病症　及早发现速开刀

2008年底，姐姐黄椿兰也出了状况。有天骑摩托车出门，不小心摔车了，又被从后而来的车子撞上，左侧脸颊及头部都受伤，从此隔三岔五就头痛。

次年3月，她出现剧烈头痛，随即到附近的医院挂急诊，一量收缩压超过200毫米汞柱，高得吓人。医师当下决定将她转到加护病房做进一步检查，必要时甚至立即开刀，她听完吓得直摇头。

"不要救了，救我也只是带给你们麻烦而已。"黄椿兰大声嚷嚷，直说她要放弃开刀治疗，不想拖累家人。

那天傍晚，椿兰打电话给妹妹椿燕，大致说明当天的情形。椿燕劝她先别激动："要不然，我们去找蒋永孝主任好了，也许他可以把你治好。"放下手机，找出先前留下的名片，直接联络上已转往台北医学大学附设医院任职的蒋永孝。

隔天早上，黄椿兰就被家人送到北医附院。蒋永孝检查发现她的脑部因为长了一颗很大的动脉瘤，并且爆裂，产生脑内及蛛网膜下腔血肿。

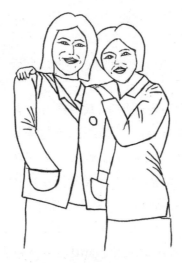

黄家姐妹

"你真幸运。"蒋永孝判断,那颗动脉瘤爆裂,黄椿兰可说是在生死一线间徘徊,能赶在再次爆裂前就医,真是命大。

一听要开刀,黄椿兰坚持一定要蒋永孝动刀才行,否则她宁可回新竹,过一天算一天。那台手术当然做了,顺顺利利的,如今已过了近10年。

这些年来,椿兰和椿燕这对姐妹都会定期一起到北医附院回诊,每次都先搭公交车到新竹火车站,改搭区间列车到竹北转高铁;到了台北,换搭地铁到市府站,再搭免费接驳车到北医,回程依然。这一趟路极辛苦,她们却甘之如饴,因为这两条命都是幸运捡回来的,当然得小心呵护。

每次回诊,蒋永孝总是问她们近来好不好,而她们也都会回一句:"你看呢?"

"当然好啦。"蒋永孝说,她们这种患者在手术过后,既可清楚讲话,又能自己走进医院回诊的并不多,"你们算幸运的了。"

这个时候,黄椿兰总不服气地回说,她妹妹术后说话比较慢,感觉笨笨的,没有她好。黄椿燕也不甘示弱,直说姐姐常耍赖不吃药,哪天如果再复发,就完了。

你一言我一语的斗嘴中,蒋永孝不禁笑了。能如此生猛有力地"答嘴鼓",代表这对姐妹健康状况良好,用不着他操心。

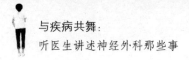
脑血管动脉瘤　Ruptured cerebral aneurysm

　　脑动脉瘤有如一颗不定时炸弹，成因通常来自动脉硬化与高血压，突然、短时间的头部剧痛，可能是第一次小出血症状，一旦掉以轻心而再次出血，死亡率即明显攀升。脑血管动脉瘤是血管壁肌肉层缺损所产生的血管壁突起，像圆形水泡或不规则的小草莓，不易察觉，往往在破裂导致蛛网膜下出血时才知道，第一次破裂的死亡率非常高，属脑中风中最难缠的一种。MRI检查及脑血管造影可及早诊断出来，可采手术夹除或血管栓塞等治疗方式，术后恢复视第一次破裂出血时对脑伤害的严重度而定。

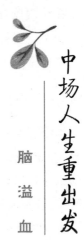

中场人生重出发

脑溢血

　　她出院回家那天，走进家门却搞不清楚家里的配置，不晓得卧室在哪里，也不晓得厨房及洗手间在哪个角落。后来找到厨房了，想要打开水龙头，也得想一下，才知道水龙头在哪里。这对凡事要求完美的林丽文来说，无疑是个挫折，她也只能接受，学着接受当下的自我，也学着适应周遭环境以及日常生活。

往前走，就是了。

对林丽文来说，人生是场难以捉摸的游戏，既然不知道下一步将会怎样，只好敞开心胸，忘掉过往所有的不如意，轻松往前走，才能走得长长久久。

年过半百，除了些许白发外，林丽文神采奕奕，一点也看不出是曾生过两次大病的人。能够一再化险为夷，她充满感恩之心。

第一场大病发生在10年前，突如其来的扁桃腺癌，让她完全措手不及，惊慌中到医院接受一连串的化学治疗及放射线治疗，整个人瘦了一大圈，留职停薪在家足足休息了2年。

重回任教的私立中学后，除了日常教学，她还当上英语科目召集人，负责

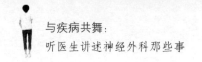
学生在校内校外的英语活动及竞赛，像戏剧比赛、辩论比赛等，整天忙得团团转。如果这些努力付出能获得肯定，这一点苦就不算什么，但她却像苦命的阿信，"做到流汗，却也被嫌到流涎，吃力不讨好。"让她深感挫折。

◎ 工作不如意　头顶传剧痛

不管有没有理由，教务主任三天两头就把她叫去"修理"，指责她教学方式不对，教学绩效不好，导致学生英语成绩很差。训完后，往往还补上一句："你销假上班以来，有什么打算呀？""有打算退休吗？"或是假借家长名义，拐个弯"修理"，硬是要逼退她。

更让她难堪的是，有次心血来潮，那位教务主任把她叫过来："来！你现在就教一段给我听听看。"简直是把她当成小学生，极尽羞辱之能事。

当下她被骂到狂哭不止，同时并发剧烈头痛。在那之前，她从来没有过从头顶传来的剧痛。

那天晚上，她持续呕吐，相当不舒服，急忙到台北医学大学附设医院挂急诊。脑部计算机断层扫描（CT）并未发现异常，拿了医师开的药就回家休息。

接下来的一两周，林丽文只要站起来上洗手间，头就会痛，只是没有以前那么严重而已。她自我安慰，可能是那一阵子太累，或是长期贫血造成的，休息几天就没事。

◎ 台中轻旅行　病发送急诊

看着她饱受头痛折磨，林丽文的先生万分不舍，特地安排一场旅行，开车载她和女儿到台中散心，纾解压力。晚上住进旅馆，行李整理妥当后，她拖着疲惫的身子去洗澡，才低头冲水洗头，头顶就传来一阵阵闷闷的剧痛，久久不见消退。

她赶紧摇醒已进入梦乡的她丈夫，开车送她到附近一家医院挂急诊，没想到那家医院的计算机临时故障，无法做脑部CT，只好转到另一家医院，CT检查发现她的脑部有出血迹象，急诊室医师分析状况还不算严重。林丽文和先生讨论后，决定立即赶回台北治疗。

就这样，她先生开车回旅馆接女儿，林丽文则上了救护车，一前一后急驶北上，一个多小时后就抵达北医附院。

一路上她神智清醒，但也不敢多想，只盼望快一点赶到北医附院。检伤分类后，调出台中那家医院CT检查数据，急诊科值班医师认为状况并不危急，建议先观察一阵子，当下开出住院单。

住院那几天，林丽文又做了一些检查，发现脑部仍持续出血，加上呕吐不断，吃也吐、不吃也吐，状况有持续恶化的趋势，负责主治的北医附院神经外科主任蒋永孝随即安排手术。

◎ 术后大变样　家人好心疼

林丽文的先生说，那一台手术从一大早开到夜幕低垂，他和女儿在手术室外等得心急，好不容易等她被送进加护病房后，才利用短暂的探病时间进去探望。

"妈妈怎么变成这个样子！"正值青春期的女儿看着光着头、身上满是管线的妈妈，不禁惊呼出声。

对此，她先生至今仍自责不已，怪自己事先没让女儿做好心理准备，留下一道难以抹灭的阴影。

其实，对他来说又何尝不是如此。他记得和女儿进加护病房时，护理人员指着一张病床："你太太就在那里。""开玩笑！那怎么会是我太太？"

原来，他一大早送老婆进手术室时，还是秀发如云的标致模样，根本无法和眼前的光头病患联想在一起。

所幸，手术相当顺利，开刀后没多久就出院了。术后第一次复诊时，蒋永孝要林丽文回想从住院开刀到出院的过程，她大都能说得清楚，代表脑部功能还健全，没留下太多后遗症。

◎ 视野受影响　生活稍不便

如果真要挑剔，大概就两件：一是头部伤口疼痛的时间比较久，另一则是视野受到影响，看不清右后方的东西，有时会不小心撞到家里的墙壁或瓶瓶罐罐，吃饭时筷子常对不准嘴巴，饭粒掉满地。

看书时，右侧的字也常看不清楚，只好把头稍往右转一点。就因为双眼的视野不同，平衡感、空间感及立体感都受影响，东西看久了容易头晕。

说到空间感，她出院回家那天，走进家门却搞不清楚家里的配置，不晓得

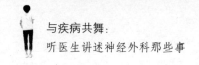
卧室在哪里,也不晓得厨房及洗手间在哪个角落。后来找到厨房了,想要打开水龙头,也得想一下,才知道水龙头在哪里。

这对凡事要求完美的林丽文来说,无疑是个挫折,她也只能接受,学着接受当下的自我,也学着适应周遭环境以及日常生活。

脑溢血　Intracerebral hemorrhage

脑溢血又称脑内血肿,好发于40~70岁的人群,和脑血管硬化、病变有直接关系,而血管病变又和高血压、糖尿病、高血脂等有关。其出血时间无法预知,预后情形视出血量多寡及出血部位而定,治疗方式有外科手术及药物等,长期控制好血压、血糖与血脂则是最重要也最有效的预防手段。

罹患这种病的名人有:

● 曾连任四届的美国总统罗斯福(Franklin Delano Roosevelt)

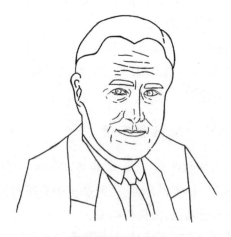

美国罗斯福总统

自从头部重创之后，她自觉对逻辑及数字特别敏感，比如有意无意间看过的客户账号，她可以在下次和客户见面时脱口背出来，不仅对方听得目瞪口呆，她也常被自己这种"特异功能"吓一大跳。

11月11日是光棍节，也是一年一度业者全力促销的网络购物节，但对黄小柔来说，那天别具意义，至今难忘。

2004年，她刚从真理大学企管系毕业，在南山人寿上班，每天骑着摩托车到处拜访客户。11月11日那天下午，她一如往常出门，到内湖拜访客户，结束后跨上摩托车打算回公司，不料才骑到中天电视公司前面，就出事了。

那场车祸到底如何发生的，是她骑车去撞人？还是她被其他车子给撞了？她怎么也想不起来，那段时间完全空白，仿佛失去记忆似的。

她只记得，当她再次醒来时，人已躺在"三军"总医院的病床上，而那已是一个多月后的事了。

后来，她分别从亲友以及第一时间赶到现场处理的警察口中，逐一拼凑出一张不怎么完整的拼图。

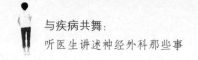

◎ 莫名车祸　病房昏迷一个月

他们形容，那天出事后，摩托车外观看起来还好，安全帽被撞飞到很远的地方，但路边监视器却没拍到车祸事故的画面，当然也找不到肇事者，她随即被赶来的救护车就近送到"三军"总医院的急诊室。

蒋永孝当时是"三军"总医院的神经外科主任，也是黄小柔的主刀医师，他为黄小柔开脑，把左脑创伤而溢出的血块取出，藉此减轻脑压。不久之后，蒋永孝再为她动一次刀，清除右脑里的血块。

12月中旬首度醒来时，她瞪大了眼睛四处张望，一脸茫然地问陪在一旁的男朋友。"这是哪里？""我怎会在这里？！""到底发生什么事？"

对她来说，那一个月仿佛不曾存在似的，记忆完全空白。见她这么急切，男友约略解说一下，并要她别胡思乱想，好好养病："只要你头部的伤好了，就可出院。"

男友说得一派轻松，她却一点也乐观不起来。当时的她，大小便全都得在病床上处理，累了爸爸妈妈，也苦了不离不弃的男友，她自己更不好受。

她下意识用手摸了摸头，赫然发觉头的右半边软绵绵的，不禁惊呼："这边怎么空空的？"

原来，她的脑压一直居高不下，有危及生命之虞，蒋永孝于是把她的右侧头盖骨取下，暂时保存在她的肚皮下面，右脑只用纱布覆盖，摸起来当然软软的。

◎ 脑压过高　取下头骨存肚皮

蒋永孝说，头部创伤导致脑压急剧升高，将会危及生命，取下头盖骨释放脑压是唯一的选择。取下的头盖骨可暂时植入肚皮底下，也可放进冰箱保存。

把头盖骨放在肚皮底下暂时"养着"是常规做法，好处是较无感染坏死之虞，且随时可取出使用，但缺点是若取下的头盖骨太大块，而患者体型又较瘦小，肚皮下的头盖骨会膨出，不仅影响外观，严重者甚至会刺破肚皮，造成伤害。

若选择放在冰箱保存，相对简单，头盖骨却容易遭到感染，风险难测。

黄小柔伤势太严重了，被送进"三军"总医院时，脑压已明显飙高，蒋永孝把她的右侧头盖骨取下后，直接植入她的肚皮下，暂时保存。为了怕她担心，爸爸妈妈和男朋友也不敢明说。

但这毕竟只是权宜之计，黄小柔有次不经意摸到肚皮鼓鼓硬硬的，追问后终于知道发生了什么事。她苦笑说，虽然那片头盖骨是自己的，而且也只是暂时"借住"肚皮一段时间，但还是觉得怪怪的。

更让她不习惯的是，为了迁就肚皮底下的那片头盖骨，她只能仰躺着睡，免得一个姿势不对，不小心压到了，引发疼痛。

在医护人员悉心照护下，她复原得相当顺利，12月底暂时出院回家跨年。次年1月，依原先规划再度回院，蒋永孝从她的肚皮下取出那片头盖骨，重新接回头部右侧，还她原来模样。

蒋永孝原本担心重新接回去的头盖骨长不好，幸好术后一切顺利，她的头发长长后，外表看不出曾接受脑部手术的痕迹。

蒋永孝说，少数取下的头盖骨或因遭到感染，或因血液循环不佳，或因部分组织被吸收掉，重新植回头部后会出现凹陷，状况不佳，只好改用钛金属人工脑壳取代，上面再以头皮覆盖，既无感染之虞，头型也较好，已渐成主流。

◎ 术后康复　重学走路认颜色

回想起那些往事，黄小柔总觉得神奇。莫名其妙出车祸已经够玄了，能从鬼门关前绕一圈回来，更是不可思议，但整个过程却是非常艰辛。

那次手术过后，有天她试着下床走路，才跨出第一步，就差点腿软摔倒。这也难怪，在病床上躺太久了，两腿肌力明显下降，不仅走不了路，就连站着不动都有点吃力，只能暂时以轮椅代步。

那段时间里，黄小柔就在男友的扶持下，重新学走路。可是才没走几步路，就觉得累，不想再走。

"就算再苦再累，也一定要走，否则以后你就不会走路了。"男友看在眼里，疼在心里，半哄半骗地劝她，为了日后的幸福着想，一定要重新学走路，勇敢跨出去。

在爱情的甜蜜滋润下，黄小柔也不好意思再找借口偷懒，每天在男友扶持下，眼睛盯着格子状的瓷砖地板，一格一格地慢慢往前走，就像小孩子学走路，虽然辛苦，效果却相当显著，才短短几天就走得有模有样。

学走路之余，那阵子她还抽空去做康复治疗，赫然发现自己竟失去分辨颜

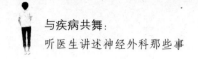

色的能力，比如康复师要她拿起紫色的积木，她拿的往往是蓝色、绿色或其他颜色的积木，一错再错，连续几次下来，让她觉得非常沮丧。

还好，那只是短暂现象，过不久就恢复正常，看紫是紫、看红是红，不再分不清颜色。

随着时间拉长，类似的后遗症逐一浮现。也许是右脑受创较严重，她总觉得左脸的感觉比较迟钝，就算几年后的今天，还是如此。

◎ 意外收获　数字记忆变敏锐

受伤后她的体质明显改变，每当天气变化前、太热、太冷或太累时，就想吐，同时头会觉得胀痛，那种感觉有点像宿醉，很不舒服。通常，这种不舒服的感觉都来得相当突然，变天前尤其明显。她常笑说，自己就像气象雷达那么准确，非常神奇。

不过，有失必有得，自从头部重创之后，她自觉对逻辑及数字特别敏感，比如有意无意间看过的客户账号，她可以在下次和客户见面时脱口背出来，不仅对方听得目瞪口呆，她也常被自己这种"特异功能"吓一大跳。

"我的大脑，就像重开机的计算机，流速超快的。"这种对数字超有兴趣的转变，除了可为工作加分，也有助于持家理财，每天、每周及每月该花多少钱，她都记得清清楚楚，这未尝不是另一种收获。

至于更大的收获，无疑是情感归属。受伤后住院的那几个月里，大学"班对"的男友始终不离不弃，一直陪在黄小柔身边，甚至为了照顾她而推迟其他工作，等她出院后才放心去当兵。

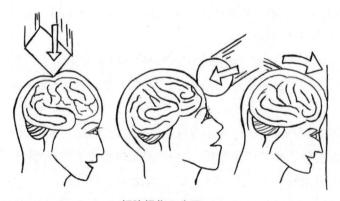

颅脑损伤示意图

就是这份无怨无悔的付出与痴情,连她爸妈都赞不绝口,满意极了。几年后,两人工作稳定了,有情人终成眷属,男友变老公,写下完美结局。

结婚后,黄小柔刻意停用抗癫痫药物,只为怀孕生子,结果才停药两个月就传出喜讯,如愿怀孕并顺利生下儿子。

◎ 癫痫后遗症　成不定时炸弹

说起癫痫,也算是头部受创的后遗症之一,但多年来只出现过一次。即便如此,她还是小心翼翼,总是按时服药控制,而且不再骑车或开车,以免癫痫突然发作造成伤害,徒留遗憾。

就因有癫痫这颗不定时炸弹,她一直认为此生已和怀孕生子无缘,但后来仍决定放手一试,没想到停药不久就怀孕,让她喜出望外。

更让黄小柔惊喜的是,得知她怀孕后,蒋永孝比她还高兴,除了介绍北医附院口碑很好的妇产科医师当她的主治医师,悉心做好每一次产前检查外,每次到神经外科复诊,还特别关心她的妊娠状况,就怕稍有闪失。

分娩那天,蒋永孝甚至特地进产房待命,以便万一出现状况时,可以马上接手处理。

"他真是我的贵人。"黄小柔说,要不是碰到蒋永孝,她这条命可能就没了,更别说结婚后接连生下一对乖巧可爱的儿女,当个快乐又幸福的妈妈。

◎ 曾陷忧郁　走出心结认真活

对她来说,十几年前那场意外是个转折点。在那之前,她成天在外跑业务、冲业绩,把工作摆在第一位;出事后,她有好长一段时间深陷忧郁和恐惧之中,无法和陌生人对谈,只能把自己关在家里,哪里也去不了,更别说复职上班。

当时还是她男友的老公认为,再那样下去,心爱的女友就再也走不出来,常半强迫地带她出门逛百货公司,再鼓励她多和专柜小姐闲聊,借此训练面对陌生人的勇气。

两个姐姐也轮流带她出去走走,散散心,就怕她整天把自己关在家里,忧郁加剧。

出院半年后,黄小柔逐渐走出忧郁阴影,以前工作时的主管也不时捎来关

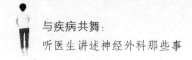

心，主动邀请她回去工作。

她心想，自己状况还不稳定，离开职场已好长一段时间，再加上又怕和陌生人说话，恐怕不能胜任业务员的工作，予以婉拒。

那位主管人很好，直说没关系，特别允许她每周只回公司一次就行，其他时间就由她自行调配运用，要她别担心，尽管放心重回职场。

为了增强她的信心，那位主管甚至还开车载她去拜访客户，让她感到相当窝心。就这样，她重回曾经熟悉的职场，从业务员升到主任业务员。

"我要的不多。"黄小柔相当清楚这条命是捡回来的，每天都要真真切切地过，才不辜负一路上救她、帮她的人。一念既明，工作不再是她的唯一，家庭才是生活重心，"只要每天开开心心，就好。"

颅脑损伤　Traumatic brain injury

通常来自于外力冲击，从轻到特重可分不同等级。台湾每年约有10万名颅脑损伤病人，其中85%为轻度脑外伤，大部分经急诊治疗即可返家观察，头痛和呕吐是常见症状，需密切观察，如有意识模糊、喷射性呕吐与呼吸困难等情形，就要立即就医；另外15%则为中重度颅脑损伤病人，需住院或在加护病房接受治疗，有时需紧急开颅手术减压或移除血块。骑乘摩托车、单车时，戴安全帽是最佳的预防策略。

罹患这种病的名人有：

● 德国 F1 赛车手舒马赫（Michael Schumacher）

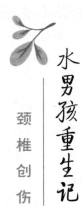

眼看就快被捉到了，他猛力从跳台往池里跳。刚跳到半空中，突然发觉池底有人在潜水，他本能地往一旁闪躲，瞬间身体歪掉了，整个人就直接插进水里，头部猛裂撞击池底，导致第三、第四、第五节颈椎断掉，第四节颈椎甚至整个碎裂。

1999年6月24日，洪瑞声永远也忘不了的一天。那天，他全身瘫痪了，人生的轨迹就此转变。

洪瑞声活泼外向，从小就爱运动，就读台北县永和市秀朗小学二年级时，报名学游泳，来年学校成立游泳实验班，他误打误撞，从此和游泳结下不解之缘。

小学毕业，他进入永和中学，继续投入游泳校队，过着每天天还没亮就得摸黑出门的日子。

"那是一段既累又恐怖的日子。"洪瑞声回想起十几年前的那段往事，仍然心有余悸。

每个周的周一到周五，每天早上4点半起床，5点到7点训练，8点开始上一般的课程，周二、周四及周六的下午，再加强训练，相当辛苦，要是没有坚强

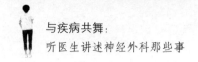
的意志力，根本撑不下去。

训练时，这群孩子几乎全泡在游泳池里，不管是自由式、蛙式、仰式还是蝶式，每天6000米起，有时教练心血来潮，加点"小菜"，就得游上10000米，把他们练到累趴。

他常笑说，有些游泳队的同学是因误解而进来，最后因了解而离开，不难想见训练量有多重。

中学三年里，他们这群游泳队的小鬼头被打是家常便饭，只要做错事或逃学被逮到，少不了一顿揍。尽管日子难过，洪瑞声却甘之如饴，因为在游泳队他找到了归属感。

◎ 稚龄失恃　无忧童年变色

小学二年级那年，洪瑞声的妈妈生病过世，全家生计就由专包铝门窗工程的爸爸一肩扛起，整天在外干活赚钱养家，忙得像个转不停的陀螺，难以分神顾及自己的这两个儿子。

从那时候起，从日常三餐到学校功课，洪瑞声全得自己张罗打点，说是独立自主，沉重了些，孤独寂寞倒是真的，成天打闹成一片的游泳队就成了他的避风港，更像另一个家庭。

有时候，他就跟着同学回家吃饭，有时甚至吃到同学的邻居家里，脸皮厚到了极点。就这样，被同学喊累，甚至偶尔讨来一顿揍，他却不以为意，还是悠游自得，爽得很呢。

为什么会挨揍？只见洪瑞声贼贼地干笑几声："小时候就是皮，一些偷鸡摸狗的坏事全都干过。"不小心被教练或老师逮到了，当然少不了一顿揍。

他记得，他常跑到学校附近的商超偷东西，或许肚子饿了，或许只是觉得酷、觉得好玩。

他的"战利品"琳琅满目，小到口香糖，大到整盒的金莎巧克力，一个也不放过，有商超甚至还被他们偷到关门大吉。

"那时候真的好坏！"洪瑞声半开玩笑半认真地说，偷窃才是他受伤前的本业，至于念书则只是副业。现在回想起那段少不经事的荒唐岁月，他觉得当时自己真的是坏透了。

为了提醒自己不再荒唐堕落，他现在的电子信箱还以"Thief"为名。

◎ 寄情游泳　曾创全国纪录

如此魔鬼般的训练,让洪瑞声中学时期的泳技日益成熟,虽说不上顶尖,至少也在中上程度,在台湾中等学校运动会中拿过几次奖牌,也曾和队友合力创下区中运混合接力游的纪录。

那年,他们到基隆参加运动会,超想赢过某个长久以来的竞争学校,男子混合接力赛大家拼了命地游,最后仅以一个手掌的距离,屈居亚军。游最后一棒的他气力放尽,全身虚脱地瘫在游泳池内,过了很久才勉强爬上岸。

走路回选手村的路上,有人红了眼眶,有人不断啜泣,大家越想越不甘愿,誓言隔天一定要赢回来。

他们真的说到做到,不仅击败宿敌拿下金牌,还创下区中运的纪录。

洪瑞声说,当时他有个同学非常厉害,各式游泳奖牌多到挂满了屋子,形成"奖牌窗帘"的特殊景象。相较下,他的奖牌少多了,只够挂在自己的房间而已,稍微满足虚荣的心理。

永和中学毕业后,洪瑞声以体保生身份直升中和高中,1999年6月24日,学校段考第一天,他们根本没把考试放在心上,早上还是跑到游泳池打闹嬉戏,一群人就在池边玩起"官兵捉强盗",他和几个人当强盗跑,给扮演官兵的同学追。

眼看就快被捉到了,他猛力从跳台往池里跳。刚跳到半空中,突然发觉池底有人在潜水,他本能地往一旁闪躲,瞬间身体歪掉了,整个人就直接插进水里,头部猛裂撞击池底,导致第三、第四、第五节颈椎断掉,第四节颈椎甚至整个碎裂。

出事时,他虽还有意识,但身体却完全不听使唤,软绵绵地趴浮在水面上,就像一具浮尸。

◎ 无心嬉戏　酿成一生悲剧

"别假装啦!""不好笑啦!""再假下去,就不好玩了。"池边的同学们见他趴浮在水面上一动也不动,认为他又在搞怪,对着他猛泼水,还你一言我一语地要他别再假鬼假怪。

时间一秒秒过去,看他还是一动也不动地趴在水面上,同学们才惊觉不对

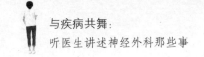

劲,七手八脚地赶紧把他拖上岸,并向师长求救。

吐了几口水,洪瑞声动动嘴巴,以微弱的气音说出爸爸的手机号码,同时拜托同学千万别告诉女朋友他受伤的事,免得她担心。

不久,救护车把他送到位于台北公馆的"三军"总医院急诊室。一路上他神智清醒,心里只是不断想着"怎么了?""发生什么事?"有特别感受,但也不觉得害怕。

他当时天真以为,自己只是不小心骨折,打个石膏,休息一两个月就好了,没想太多。

急诊室医师仔细评估后,随即将他送进手术室。再度醒来时,他发觉除了脸上戴的氧气罩让他觉得不舒服外,双手竟也动不了,上半身只剩脖子可以左右转动,以及微微的耸肩,其他肢体全不听使唤,完全动不了。

"这到底是怎么回事?"当下他觉得奇怪,也很生气。

◎ 颈椎骨折　导致肢体瘫痪

台北医学大学附设医院神经外科主任蒋永孝当时在"三军"总医院服务,被紧急呼叫到手术室为洪瑞声动刀。

他一看吓了一跳,颈椎受伤通常都蛮严重的,如果受伤部位在第四节颈椎以上,压迫到神经,会影响呼吸,甚至可能致命;受伤部位在第四节颈椎以下,往往会导致肢体瘫痪,相当棘手。

手术可说是唯一的选择,但手术只能将碎裂的椎体取出,减轻对神经的压迫,接着取其他骨骼修补受创的颈椎,最后再以钢片固定住,但无法恢复遭压迫而受创的神经,术后只能期待神经自我修复,别无他法。

面对第三、第四、第五节颈椎断掉的洪瑞声,蒋永孝熟练地将碎裂的椎体清干净,取下骨盆腔外面的一小截肠骨,把破裂的颈椎补起来,再打上钢片固定,手术相当顺利。

但对洪瑞声来说,术后颈部以下完全不能动的残酷事实,他根本难以接受。"我原本是好好的一个人,怎会搞成这副德性?!"

更让他气馁的是,肺部大量进水导致肺功能明显下降,没办法自己呼吸,必须仰赖呼吸器,只要没有按照呼吸器的节奏,就喘不过气来,搞得他生不如死。

被送到呼吸照护中心那两周里,每当心跳小于每分钟50次,监测仪器就会响。偏偏洪瑞声是游泳队员,心肺功能健壮,每分钟心跳40~50次是常有的事,仪器动不动就响个不停,吵得他无法入眠,简直痛苦万分。

◎ 漫漫康复　重学呼吸说话

住院一个多月后,他转到台大医院继续接受康复治疗,从最基本的呼吸及开口说话练习起。

他解释,经过"三军"医院的细心照护,虽脱离了呼吸器,但因先前做过气切手术,影响说话功能,还是得一步步从头练习。

颈椎受创后,他的右手完全动不了,左手也只能做些左右翻转的简单动作,拿不了较重的东西,有手等于没手,几无生活机能可言。在康复科医师协助下,他开始练习左手举沙包,从0.5千克开始练起,一直练到5千克。

左手功能稍稍恢复,他一刻不得闲,除了练腹式呼吸外,也做倾斜床的平衡练习,治疗严重的姿势性低血压,缓解一坐起来就头晕的毛病。

开口说话是再简单不过的本能,但洪瑞声的右肺塌陷,肺功能只剩正常值的一成左右,根本无法一口气讲完一句话,比如才短短几个字的"今天天气很好",他就得分好几次,"今天……天……气……很……好"。

"我超想死的!"当时的他见不到未来,觉得人生无趣,但想死却又死不了,更让他痛苦万分。

洪瑞声叹了口气:"自杀要有方法,要有工具,更要有力气。"那时候,他的右手完全不听使唤,左手则没什么力气,就算要割腕自杀,也拿不动刀子。

◎ 前途茫然　人前笑人后哭

"可悲啊!"时至今日,他还是忘不了那段晦暗的岁月。住院期间,虽有不少人去医院看他,但这些人要么哭得像泪人儿,要么忍着不哭,对他强颜欢笑,就是没人明白告诉他要在轮椅上待一辈子,让他觉得不对劲。

"都还没死,你们在哭个什么劲啊!"看多了来来往往的各色表情,洪瑞声反倒豁出去了,干脆来个嬉笑怒骂,让病房气氛轻松些。

白天探病人潮不断,他还能强颜欢笑,到了晚上,病房冷冷清清,常常想着想着就一个人哭了起来。

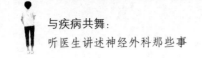

还好，住院3个月后，终于可以出院回家。为了方便轮椅出入，他们家从五楼旧公寓搬到有电梯的大楼住宅，但他却抗拒出门，将自己禁闭在狭小的空间里。

"我这副狼狈模样上街，不引起别人异样的眼光才怪。"他使性子地把自己关在家里，说什么也不肯出门。

这也难怪。突然瘫了，不会自己刷牙，不会自己吃饭，也不会自己沐浴，就连大小便也失禁，凡事都要仰赖新聘的外佣协助，洪瑞声的心情瞬间跌到谷底，就像个活死人。

4个月后，他去了一趟位于桃园的脊椎损伤潜能发展中心，接受康复治疗。那是他伤后首度出门，更是他心态的转折点。

◎ 病友激励　走出心灵幽谷

放眼望去，整个中心几乎全都是和他一样的脊椎损伤患者，大家都坐轮椅，他才开始觉得坐轮椅好像也不是那么严重的事，这才慢慢从心灵幽谷深处走出来。

他观察发现，在脊椎损伤潜能发展中心接受康复治疗的那些人，嘴巴都很"贱"。

早上醒来碰面的第一句话，不是"早安"或"你好"这些问候，而是"你怎么还没死"。

这种另类的问候，正合洪瑞声的口味："我就是喜欢那种感觉！"

受伤后，所有人和他说话时都小心翼翼，深怕一个不小心伤了他，但那反而让他觉得虚假矫情，他并不喜欢。反观那些病友毫无遮掩的直率对话，让他真正像个人，那感觉超棒的。

再过半年，他重回中和高中，又从高一开始念起。

"超倒霉的。"他原本是采用旧教材的最后一届高中生，颈椎受创一年后重读高一，采用的却是新教材，所有学科都得重新来过。还好，他自认有点小聪明，加上人缘好，和班上几个成绩好的同学交情不错，有不懂的地方随时可以问他们，学业成绩还算过得去。

◎ 考上大学　专研心理辅导

高中毕业后,他报名身障特考,耍帅只填台大心理系一个志愿,没考上。回过头来参加一般大学入学考试,这才考上实践大学社会工作学系。

对他来说,大学四年是段快乐时光,外向的他和系上学长学姐、学弟学妹都超"麻吉"的。毕业8个多月后,他如愿考取社工师证照,再通过一关关的笔试及面试,考进母校实践大学工作,担任咨商中心资源教室的辅导员。

实践大学分台北及高雄两校区,学生一万余人,咨商中心提供所有学生心理辅导服务,而资源教室则只针对身心障碍学生。

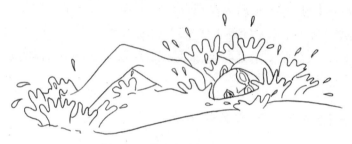

洪瑞声受伤前

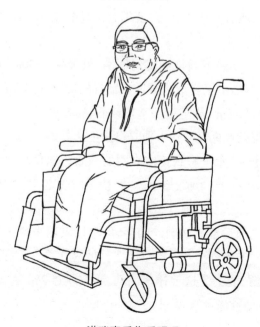

洪瑞声受伤后现况

和全校100多名身障学生相比，洪瑞声是障碍程度最严重的一个，只要有学生上门求助，总能设身处地提供服务。

有时候，他难免会碰到情绪低落、哭哭啼啼的学生，怎么劝也劝不听，就会忍不住责骂对方："我都可以做到了，你没有理由做不到。"

"我都直接用骂的。"就这部分而言，他自认不是标准的辅导员，但因他在校时和学弟学妹混得太熟了，就算已从学长摇身一变为辅导老师，他还是不改本性，直来直往，毫不掩饰。

就因这份率性，他和身障学生感情非常好，偶尔会带他们去唱歌，或是到夜市享受美食。他原本打算等那些熟到不行的学弟妹们都毕业了，就回归正正经经的辅导老师身份，但后来发现自己生性爱哈啦，摆不起身段，根本就做不到，还是继续维持嘻嘻哈哈的工作模式，比较自然。

对他来说，大学学的不是课业，而是彻底认清自己是什么样的人，有什么能力可以去帮助人。

◎ 脊髓损伤　未必自怨自艾

多年来看着洪瑞声一路走来，蒋永孝有着无限感慨，他一再强调，如果所有脊髓损伤员者都能有同样的心态，就不会再蜷缩在社会或家庭的角落，自怨自艾，怎么也走不出来。

他认为，脊髓损伤患者因神经受到创伤，很难恢复到受伤前的状态，但只要积极接受治疗，再借由康复治疗或透过辅具的协助，还是可以强化部分肢体功能，进而提升生活质量，甚至重回学校或职场，自助助人。目前的电子辅具可以帮助脊髓损伤患者更容易获得独立自主生活。

从洪瑞声身上，蒋永孝看到正向光明的一面。他真心期望其他脊髓损伤患者都以这个"跳水小子"为师，放下悲情，快乐向前走，因为唯有敞开心胸，才能迎向阳光。

走过颈椎受创前后荒唐而破碎的年轻岁月，洪瑞声这些年来已慢慢找回自信，经营部落格，未来打算开一家桌游店。他喜欢看书，以前常看些小说，受伤后接触一些桌游，爱上了这项休闲活动，不仅玩过250套以上的桌上游戏，还曾参加比赛，算是资深玩家。

◎ 喜欢桌游　梦想开店推广

开家桌游店,除了兴趣之外,更因为他想推广桌上游戏,让大家远离手机,不再当个低头族。

"我超讨厌低头族。"洪瑞声说,他每天一大早从中和的家里出门,从南势角搭中和新芦线地铁到东门站,转淡水信义线到大安站,接着转文湖线到大直站,下车后直驱实践大学上班。

这一趟路,要花一个多小时,全以电动轮椅代步,上上下下,相当辛苦,因此他最讨厌那些只顾着低头滑手机、挡在车门口而让他难以上下车的人。

这就是洪瑞声,在走过生命最幽暗的一段过往之后,对人生已有不同的解读。他相信,每件事都有其意义,也有最好的安排;既然活着,就应该活得精彩,日日是好日。

颈椎创伤　Cervical spine injury

颈脊椎外伤常来自外伤冲击,包括高处坠落、跌倒、车祸等,受伤后可能会丧失肢体运动和感觉功能,也可能当下并不觉得有何异常,随着时间与病情发展导致神经压迫,开始出现手脚麻痹、脖子不适等轻微症状,若未寻求专业检查与治疗,神经被压迫过久,就有可能造成神经永久性伤害。未来恢复情形主要是依据受伤后的神经功能状况而定,神经功能影响越大,遗留的神经功能障碍也越多。

罹患这种病的名人有:

•《超人》系列电影主角克里斯托弗·里夫(Christo-pher Reeve)

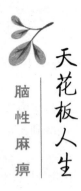

脑性麻痹

天花板人生

　　这么多年来，邱正谊的世界就是赡养机构的那张床，吃喝拉撒全都仰赖看护阿姨的协助。在那张床上，他看的就只是正上方的天花板，听的也只有看护阿姨和别人的对话，以及不断从收音机传来的声音。

　　"如果能早点接受积极性治疗，这二十几年来，他就不用天天躺在床上，过着睁眼只能望着天花板的日子。"

　　台北医学大学附设医院神经外科主任蒋永孝所讲的人名叫邱正谊，是个即将年满30岁的大男生。

　　他从小罹患"全身痉挛、徐动、肌肉力异常"的混合型脑性麻痹，肌肉张力大到几近全身痉挛，既无法站立，也坐不起来，加上手脚不听使唤地不停挥舞，为了方便照顾，常被五花大绑固定在床上，无助地过日子。

　　或许是受不了打击，出生后不久，妈妈就离家出走，只剩到处打零工维生的爸爸和他相依为命。后来，爸爸也无力再照顾下去，只好把他送到赡养机构，很久才去探望一次。

　　这么多年来，邱正谊的世界就是赡养机构的那张床，吃喝拉撒全都仰赖看护阿姨的协助。在那张床上，他看的就只是正上方的天花板，听的也只有看护阿姨和别人的对话，以及不断从收音机传来的声音。

一到用餐时间，那可是一场混仗。邱正谊的嘴巴、咽喉及头颈部的张力实在太大了，无法如正常人一样进食，必须仰赖看护阿姨一口、一口地喂。为了避免呛到引发吸入性肺炎等严重症状，一顿饭吃下来，少说也要半个小时以上。

◎ 体内植帮浦　输药治痉挛

不过，和洗澡比起来，吃饭就显得小儿科了。康复科医师陈适卿，七八年前开始接触邱正谊后，才见识到帮他洗澡是件何等艰难的超级任务。

"简直像一场战斗！"陈适卿说，每次洗澡时，除了那位看护阿姨外，还要再找一两个帮手，才能把衣服从肢体痉挛、不断舞动手脚的邱正谊身上顺利脱下来，再好好帮他洗个澡，每次都把大家搞得满头大汗，就像经历一场激烈战斗。

陈适卿详细评估状况后，初步认定植入脊髓内输注泵浦(ITB)进行的脊髓腔泵浦给药疗法，可有效改善邱正谊的症状，但前提是必须先做药物测试，再视结果决定是否通过这种方法来治疗。

接下来，他把50微克药物注射到邱正谊体内，虽有反应，但未如预期理想；隔天，他把药物剂量增加到75微克，效果令人满意，随即请神经外科主任蒋永孝出马，为邱正谊植入脊髓内输注泵浦。

不久后，蒋永孝为邱正谊动刀，在他的腰部皮下植入名为"Baclofen"的脊髓内输注泵浦，里面装了满满的药物，再从泵浦拉一条管子到胸椎脊髓腔内，从此泵浦就可源源不断将经过仔细计算的微量药物打出来，作用在脊髓神经细胞，让神经细胞不再那么活跃，进而降低肌肉痉挛的程度，改善症状。

这种透过泵浦的自动给药疗法，通常用在脊椎截瘫、脑性麻痹及脑卒中而导致肢体痉挛的病人身上。蒋永孝表示，中枢神经受伤会引发严重痉挛，手及下肢不能弯曲，也无法站立、坐下，常造成照顾上的困难，若能及早施以这种疗法，患者通常可获得明显改善，生活质量也可大幅提升。

问题是，这种疗法所费不赀，光是一套脊髓内输注泵浦就要四五十万元，再加上每3~6个月补充一次的药物，费用更高，不是每个家庭都负担得起。

就拿邱正谊来说，打零工的爸爸根本拿不出这么大一笔钱，才让他无助地

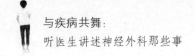
瘫在赡养机构的床上，年复一年，蒋永孝看了也感慨万分。

◎ 社福募善款　手术助病儿

脑性麻痹是出生时因脑部伤害所造成的病变，平均每1000名新生儿中，就有3个会出现这种问题，手脚等肢体会有动作上的障碍，但智力不受影响。

脑性麻痹可分痉挛型、徐动型、协调不良型、低张型、混合型等型态，邱正谊属全身痉挛、徐动合并肌肉力异常的混合型患者，虽可勉强开口讲话，却很难听得清楚，加上双脚没办法弯曲，也坐不起来，只能整天躺卧床上。

即便如此，他连最简单的翻身也做不了，躺在床上就只能望着天花板，无助又无望。

所幸，在社福团体大力协助下，募到了一笔钱，邱正谊终于在蒋永孝动刀下，在腰部皮下部位植入脊髓内输注泵浦。陈适卿说，这种手术一般需要两三小时，蒋永孝却花了近5个小时才完成，不难想象他细心的程度。

蒋永孝解释，这种手术其实不难，但为了把从泵浦拉出来的那条管子牢牢固定在脊椎上，他多花了些时间，以确保那条管子不会位移或松脱，可以源源不绝地将药物从泵浦打出来，作用在脊髓神经细胞。因为邱正谊不可能还有第二次机会获得补助，以更换脱落的机器。

这些辛苦并没有白费，十几年来一坐上轮椅就东倒西歪，必须用带子从手臂、胸部、腹部、大腿一路绑到脚来固定的邱正谊，已不用再受那种五花大绑的折磨，从此可安稳地坐在轮椅上，由看护阿姨推出病房，快乐地四处走动。

"这是很大很大的一步！"蒋永孝深信，有些疾病虽无法通过现代医疗治愈，至少可改善症状，进而提升患者的生活质量。

他以邱正谊为例指出，如果能提早在三四岁就动刀植入脊髓内输注泵浦，透过不断输注的药物降低肌肉张力，应该早就可以开口说话，可以自己操作电动轮椅"趴趴走"，甚至还可以上学受教育，人生将完全不同。

但时光无法倒流，这些"如果"如今都已成为无法兑现的一场梦，也成为邱正谊最深沉的痛。

◎ 术后状况佳　开口唱星星

"一闪一闪，亮晶晶！"2009年底，北医附院特地为手术成功的邱正谊举办记者会，只见坐在轮椅上的他高兴地唱起这首《小星星》来，陈适卿和蒋永孝听得百感交集，照护阿姨更是瞬间飙泪。

原来，从小被送到赡养机构后，邱正谊的生活就只剩躺卧的那张床，既无法自己翻身，也讲不出话来，整天只能望着天花板，听着照护阿姨和他人的对话或病房内外的任何声音。

《小星星》就是他从收音机一听再听的儿歌，这么多年来，从歌词到旋律全都深印在他的脑海里，当他治疗后能开口说话和唱歌时，自然而然就唱了出来。

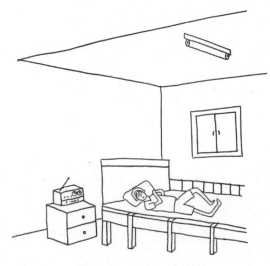

邱正谊的天花板人生世界

就在大家情绪激动之际，小时候弃他而去的妈妈也悄悄来到记者会会场，静静地坐在角落，不断拭泪。记者会结束前，又一个人静静地离开。

离开北医附院，重新回到赡养机构之后，邱正谊的生活有了很大的转变，因为肌张力太大导致手脚痉挛而不断挥舞的画面，已不复见。

手术后的这些年来，邱正谊定期回北医，陈适卿再将药物装填到腹部皮下的泵浦内，协助他继续走向未来人生。

从床到轮椅，距离看似很近，邱正谊却花了十几年时间才完成。坐上轮椅，在看护阿姨陪伴下，他偶尔可以上街、逛菜市场，或是到邻近的公园及河边绕一圈，享受这辈子从未有过的开阔与自在。

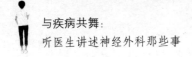

脑性麻痹　Cerebral palsy

　　脑性麻痹主要发生在出生前、生产时的婴儿，或是3~5岁的幼儿。一旦造成脑伤，就会影响到身体活动、肌肉控制、协调、张力、反射与身体平衡等，这些障碍目前可透过很多治疗方式来缓解，让患儿能过着接近一般正常孩子的生活，不仅不需长期卧床，更可接触外在环境、上学与成长。不少患儿受限于家庭经济无法接受治疗，需要社会大众的协助。

　　罹患这种病的名人有：

- 尼泊尔女作家吉迈儿（Jhamak Ghimire）
- 美国喜剧女演员梅逊·扎伊德（Maysoon Zayid）

后记

蒋永孝

　　这本书记录了我三十几年行医生涯的点点滴滴,虽然酸甜苦辣兼而有之,但我宁愿选择甜美的那些片段,和大家一起分享。

　　行医是条辛苦而孤独的路,选择神经外科这个领域更是如此。这段漫长岁月里,我要特别感谢众多病患的陪伴,他们陪我走过年少轻狂的青涩岁月、中壮年的成熟稳重,也陪我深入探索专业的医疗领域,在他们的陪伴下,我才能成为一位真正的医者。

　　这本书就是把我和他们之间的互动过程写下来,不去批判医疗的错误,也不去区分孰优孰劣,因为没有任何一位病患在走进诊室那一刹那,额头上就写了我得了什么病,他们都需要医师静下心来耐心诊断,再给予最适宜的处置。

　　我始终相信,疾病和疾病之间的重叠性很高,每位患者从生病到就医的过程,都是一个很特别的故事,也都值得和大家分享。正因如此,我真心希望借由每位病患的故事,分享就医时的辛酸与快乐,以期能给读者一个参考,今后若有类似状况,有个依循,可以求助并得到医师的帮助。

　　就医过程中,患者难免会先后挂好几个医师的门诊,这并不代表医师的专业能力不够,而是疾病和疾病之间原本就有太多的重叠性,不容易一次就确诊出来。我们真要感谢这些患者可以如此勇敢地面对病痛,透过他们的就诊记录,才能协助医师排除一些可能性,及早确诊及治疗。

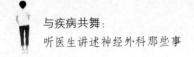
通过这本书,我诚挚地希望所有读者随时留意自己的健康状况,一旦发现身体出现异样,应立即就医,千万不要盲目相信自己可以度过这一关,因为如果度不过,疾病就会变得更加严重,增加治疗难度。

行医30余年来,我要感谢所有病患,他们的生病过程让我学得更多,进而去帮助更多人。就医疗照护而言,他们都是我的老师,让我能为下一个患者提供更精准的医疗服务。

我更要感谢一路走来的多位老师,包括施纯仁、邹传恺、吴志呈、林烈生、王有智、邱文达、蔡行瀚、刘敏英、林欣荣及苏泉发等人,没有他们的指导和教诲,就没有今天仍站在医疗最前线的我。